SCHRIFTENREIHE
GANZHEITSMEDIZIN

AKUPUNKTUR

EINE REGULATIONSTHERAPIE

HELMUT NISSEL
ELISABETH SCHINER

FACULTAS
UNIVERSITÄTSVERLAG

Autoren: Prim. Dr. Helmut Nissel
Dr. Elisabeth Schiner
Ludwig Boltzmann-Institut für Akupunktur
Kaiserin Elisabeth-Spital
Huglgasse 1–3
A-1150 Wien

2. verbesserte und erweiterte Auflage

D r u c k: Facultas, Wien IX.
Printed in Austria
ISBN 3-85076-292-0

Inhaltsverzeichnis

Vorwort für die 2. Auflage

Es ist immer ein schönes Gefühl für einen Lehrer, wenn seine Schüler weiter seine Ideen verfolgen, sie nach Tunlichkeit verbessern und erweitern.

Dies ist hier absolut der Fall. Das Buch ist klar und handlich abgefaßt und ist dem Anfänger eine gute Hilfe.

An dieser Stelle möchte ich, als Autor mancher Bücher und Leiter vieler Kurse, dem Anfänger einen guten Rat geben. Er möge nämlich nicht nur die einzelnen Behandlungsvorschläge, seien sie separat angeführt oder bei Einzelpunkten, sich zu Gemüte führen, sondern das Werk einige Male lesen. Es stecken so viele gute Hinweise auch für jenen Arzt drinnen, der Akupunktur nicht selbst anwenden will, besonders für seine Therapiebemühungen. Vergessen wir nicht, Behandlung kommt von der Hand, die an den Patienten gelegt wird oder werden sollte.

Was mir persönlich an diesem Buch besonders gefällt, ist die Stellungnahme zur sogenannten traditionellen chinesischen Medizin.

Für uns ist sie nämlich nicht die Basis, sondern eine Art Arbeitshypothese, aus der wir uns das Wesentliche herauspflücken und solange beibehalten, bis wir es in üblicher medizinischer Sprache erklären können. Denn Akupunktur soll keine chinesische "Geheimwissenschaft" sein, sondern eben langsam, aber sicher, Bestandteil unserer wissenschaftlich begründeten Medizin werden.

Ich wünsche dem Buch die Verbreitung, die es sich verdient (was die Neuauflage deutlich zeigt), wünsche den Lesern viel Gewinn daraus und möchte den Autoren dazu herzlichst gratulieren.

Prof. Dr. J. BISCHKO

Vorwort zur 2. Auflage

Für uns als Autoren ist es eine große Freude, daß schon nach kurzer Zeit aufgrund des großen Interesses eine Neuauflage dieses Buches herausgegeben wird. Die zahlreichen positiven Reaktionen zeigen uns auch, wie sehr gerade ein kurzgefaßtes Lehrbuch notwendig ist, um dem Anfänger einen klaren Weg durch die Meinungsvielfalt von chinesischen und europäischen Autoren aufzuzeigen, nämlich den Weg der Wiener Schule der Akupunktur.

Wir haben in dieser Neuauflage einige Änderungen und Verbesserungen vorgenommen, die vor allem den Anregungen unserer Leser zu verdanken sind. Doch zum Unterschied von einem Lehrbuch der Inneren Medizin, wo sich das Wissen innerhalb kürzester Zeit weiterentwickelt, gibt es im Bereich der jahrtausendealten Akupunktur keine großen und entscheidenden Änderungen. Entscheidendes beobachten wir jedoch im Umfeld der Akupunktur: So ist es im letzten Jahr gelungen, bei der Österreichischen Ärztekammer die Anerkennung einer gemeinsamen Ausbildungsordnung zwischen der Österreichischen Gesellschaft für Akupunktur und Aurikulotherapie und der Österreichischen wissenschaftlichen Ärztegesellschaft für Akupunktur zu erreichen. Nach Absolvierung von 100 Stunden Theorie und 20 Stunden Praxis und Ablegen einer Prüfung bei einer der beiden Gesellschaften wird in Zukunft neben dem Diplom der jeweiligen Gesellschaft ein offizielles Diplom der Österreichischen Ärztekammer mit allen daraus erfolgenden Rechten und Möglichkeiten ausgestellt werden. Das wertet den Ausbildungsweg, der in unserem Buch beschrieben wird, deutlich auf.

So möchten wir uns nochmals bei den Mitgliedern unserer Gesellschaft, der Österreichischen Gesellschaft für Akupunktur und Aurikulotherapie, bei den Mitarbeitern des Ludwig Boltzmann Institutes für Akupunktur und bei der großen Zahl unserer Schüler und Hospitanten bedanken, die uns bestärkt haben, diesen klaren Weg der Akupunktur fortzuführen und einer weiteren, noch größeren Leserschar zugänglich zu machen.

Mai 1991 — Die Autoren

Vorwort zur 1. Auflage

Ganzheitsmedizinischen Behandlungsmethoden kommt in den letzten Jahren eine immer größer werdende Bedeutung zu. Das hat vielfältige Gründe: Einerseits kann die rein symptomorientierte Schul- und Gerätemedizin nicht allen Bedürfnissen des Patienten gerecht werden, anderseits ist die Öffentlichkeit heute zunehmend gegenüber Medikamenten und Medikamentennebenwirkungen sensibilisiert, es besteht der berechtigte Wunsch nach alternativen oder additiven Therapiemaßnahmen.

Das Gedankengut der Akupunktur ermöglicht die ganzheitliche Therapie des Patienten, die nicht nur den Befund, sondern auch das Befinden miteinbezieht. Somit stellt diese Methode eines der wichtigsten Regulationsverfahren dar.

Akupunktur ist als älteste uns bekannte Therapieform ca. 5000 Jahre alt. Sie entstand im Osten, speziell in China, wurde weiterentwickelt und bildet in diesem Erdteil einen ganz wesentlichen Bestandteil der Medizin, der nicht mehr wegzudenken ist.

Ganz anders war jedoch die Entwicklung im Westen: Akupunktur war bis zum Jahr 1972 praktisch unbekannt. Erst durch die Reise von Präsident Nixon nach China gelangte umfangreiches Foto- und Filmmaterial, besonders von spektakulären Operationen unter Akupunktur-Analgesie, zu uns. Und nun war mit einem Schlag Akupunktur, speziell Akupunktur-Analgesie, bekannt und im Rampenlicht der Presse.

Akupunktur brachte aber ein für den Westen völlig unverständliches Gedankengut mit sich, und das führte dazu, daß diese Methode von der westlichen Medizin wegen fehlender Gemeinsamkeiten völlig abgelehnt wurde. Die Weiterentwicklung ging in zwei Richtungen: Die eine übernahm voll und ganz die chinesische Akupunkturform und das entsprechende Gedankengut. Sie wurde jedoch zumeist als Außenseiterrichtung und Außenseitermethode hingestellt und von der Schulmedizin kaum ernstgenommen.

Eine komplett andere Richtung schlug Prof. Bischko ein: Wir nennen diese Form die "Wiener Schule der Akupunktur". Wenn ein nach westlicher Wissenschaft ausgebildeter Arzt mit einer neuen Methode in Berührung kommt, fragt er nach dem Wirkungsmechanismus, nach der Reproduzierbarkeit sowie nach der Lehr- und Lernbarkeit. So mußten gemeinsame Grundlagen und vor allem eine gemeinsame Gesprächsbasis mit für beide Seiten verständlicher Terminologie gesucht werden.

Gemeinsame Grundlage stellte und stellt heute noch die Pathophysiologie dar. Das Ziel war, mit wissenschaftlich anerkannten Methoden den Wirkungsnachweis und die Erklärung der Wirkung zu erbringen und so die Anerkennung durch die Schulmedizin zu bewirken.

Mittlerweile ist das Ziel erreicht: Akupunktur wurde in Österreich vom obersten Sanitätsrat bei einer großen Gruppe von Indikationen als wirksame Therapieform anerkannt. Die Aufgabe aller mit Akupunktur Beschäftigter muß es nun sein, durch weitere intensive wissenschaftliche Arbeit die volle Anerkennung dieser Methode zu erwirken.

Vielleicht ist in diesen Zeilen schon durchgeklungen, wie heterogen sich die Materie "Akupunktur" durch unterschiedliche Schulen, Meinungen und vor allem durch unterschiedliche Nomenklatur darstellt. Durch unsere langjährige Lehr- und Prüfungstätigkeit sind uns die Schwierigkeiten besonders für Anfänger voll bewußt. Deshalb wollen wir einen Überblick geben und versuchen, durch das Dickicht unterschiedlicher Meinungen und Schulen einen klaren Weg zu weisen.

Unser Ziel ist die Weiterentwicklung der Wiener Schule der Akupunktur und die Schaffung einer Synthese zwischen der chinesischen Medizin und der Schulmedizin. Dazu soll dieses Buch ein erster Schritt sein.

So möchten wir uns bei unserem Lehrer Prof. Dr. Bischko bedanken, bei den Referenten unserer Gesellschaft, mit denen wir gemeinsam das Kapitel über die Reiztechnik erarbeitet haben, weiters bei Herrn M. Richart für die Schreibarbeit, bei Herrn Doz. Dr. O. Bergsmann und Frau Dr. B. Hübner für die kritische Durchsicht des Manuskriptes und bei unseren Ehepartnern für ihr Verständnis und ihre Hilfe. Ein weiterer Dank gilt dem Graphiker, Herrn Ch. Oberlechner sowie dem Verlag, der unseren Wünschen und Vorstellungen so prompt nachgekommen ist.

Helmut NISSEL　　　　Elisabeth SCHINER

Geschichte der Akupunktur in China

Um das Gedankengut der Akupunktur verstehen zu können, ist es unerläßlich, sich mit den Ursprüngen und mit der Entstehungsgeschichte, das heißt mit der traditionellen chinesischen Medizin und ihren Wurzeln zu befassen.

Das Studium der chinesischen Geschichte und alter philosophischer Schriften veranschaulicht die Parallelität der medizinischen zur geschichtlichen, sozialen und philosophischen Entwicklung und zeigt deren permanente gegenseitige Beeinflussung.

Ahnenmedizin:

Die frühesten geschichtlichen Aufzeichnungen aus China stammen aus dem 18. - 16. Jh. v. Chr.: Die erste Dynastie war die Shang-Dynastie. Zu dieser Zeit gab es noch keinen Krankheitsbegriff in unserem Sinn, es gab nur die "Verfluchung durch einen Ahnen". Das konnte Kopfschmerz oder Bauchschmerz genauso wie Erntemißerfolg oder Niederlage im Kampf bedeuten. Der Herrscher befragte das Orakel und konnte dadurch feststellen, welcher Ahne zürnte und welche Opfer man ihm deshalb darbringen mußte. Interessant ist, daß bereits zu dieser Zeit erstmals Wind und Schnee als natürliche Einflüsse zur Krankheitsentstehung erwähnt wurden.

Dämonenmedizin:

Ca. 1100 v. Chr. ist als Beginn der Chou-Dynastie anzusehen. Durch ihre große Fertigkeit im Ackerbau und durch die Anlage von weitläufigen Bewässerungssystemen erzielten sie einen produktiven Vorsprung gegenüber der Shang-Dynastie, schufen die materielle Grundlage für eine bessere Bewaffnung, nützten die Unzufriedenheit der Bauern und gelangten zum Sieg über die erste Dynastie. Gesellschaftspolitisch entstand ein typischer Feudalismus, der bis zum Jahre 771 v. Chr. hielt. Dann kam es in blutigen Kämpfen um die Thronfolge zur Zersplitterung des Reiches.

Die politische und soziale Umstellung brachte auch eine Veränderung des religiösen Systems mit sich: Der oberste Ahnengott wurde zunehmend von dem rein räumlich aufgefaßten Himmelsgott abgelöst. Dieser entwickelte sich zur höchsten religiösen Machtinstanz. Priester hatten die Aufgabe, den Kontakt zwischen den Menschen und den Göttern und Geistern aufrechtzuerhalten. Sie mußten ihren Einfluß nutzen, um starke und wichtige Gottheiten zu bewegen, niedrigere Geister und Dämonen, die den Menschen Schaden zufügen konnten, in die Schranken zu weisen. Allmählich fanden heilkundliche Vorstellungen Anerkennung und gesellschaftliche Dominanz, die man heute als Dämonenmedizin bezeichnet.

Den Höhepunkt erlebte die Dämonenmedizin in der Zeit der "Kämpfenden Reiche" (481 - 221 v Chr.): Es herrschten zunehmende Verunsicherung, Angst vor der Zukunft, Unmoral, Haß, Intrigen, Kämpfe und Kriege. All das spiegelte sich in der Dämonenmedizin wider. Es erklärt auch, warum es keine guten Geister, sondern nur Dämonen mit durchwegs bösem und übelwollendem Charakter gab.

Medizinisch verwendete man Amulette, exorzistische Inschriften auf Papier oder Seide, die manchmal verascht und mit Flüssigkeit eingenommen werden mußten. In der Folge weiterer Jahrhunderte entwickelte sich daraus die Anwendung stark wirksamer Arzneidrogen mit dem Ziel, Dämonen im Körper zu töten oder sie aus dem Körper zu vertreiben.

Neben Bannsprüchen werden erstmals Fasten- und Säuberungsrituale zur Reinigung von Körper und Geist und auch spezielle Atemtechniken erwähnt.

Ein weiteres Mittel gegen Dämonen stellte die Akupunktur dar: Erste Hinweise darauf finden wir bei einem Arzt im 5. Jh. v. Chr., der 13 Einstichpunkte zur Behandlung dämonenbedingter Erkrankungen beschrieb. Die Punkte trugen Namen wie "Dämonenlager", "Dämonenherz", "Dämonenruhestatt" und ähnliche.

Die große Bedeutung der Dämonenmedizin ist daran zu erkennen, daß man ihre Einflüsse auf die traditionelle chinesische Medizin bis zum Beginn unseres Jahrhunderts verfolgen kann.

Medizin der systematischen Entsprechungen:

Die sozialen und politischen Verhältnisse in der Zeit der kämpfenden Reiche bewirkten eine zweite und viel bedeutendere Entwicklung: Die Menschen suchten nach Idealen und Lebenszielen, nach Sicherheit, nach einer neuen Moral, nach einer Grundlage zur Überwindung aller Probleme. Es entstanden verschiedene philosophische Schulen, die unter dem Eindruck des Zerfalls der feudalen Ordnung vor allem Fragen der Zeit zu beantworten suchten. Im Mittelpunkt der Sittenlehre des Konfuzius (551 - 479 v. Chr.) stand die Frage nach der Stellung des Menschen in der Gesellschaft und nach der besten Regierungsform: nur der moralisch "Edle" sei zur Herrschaft berufen. Konfuzius glaubte an das Gute im Menschen. Die Weiterentwicklung dieses philosophischen Gedankengebäudes führte in der Han-Dynastie (202 v. Chr. - 220 n. Chr.) zur Erhebung des Konfuzianismus zur orthodoxen Staatslehre.

Die konfuzianische Lehre war ganz auf die Ordnung des irdischen Soziallebens ausgerichtet. Die Grundvorstellung von der Einheit der Natur führte zur Entstehung der Entsprechungssysteme: in diesen standen alle Phänomene der sichtbaren und unsichtbaren Umwelt durch ihre Zugehörigkeit zu bestimmten Entsprechungsreihen in gegenseitiger Abhängigkeit. Alle Entsprechungsreihen wurden in ein detailliertes System gegenseitiger Korrespondenz gefaßt. Es gab keinen Platz für Dämonen oder göttliche Gesetze, Grundlage der Erklärung und Beschreibung aller gesellschaftlicher und politischer Veränderungen stellten die "Yin-Yang-Lehre" und die "Fünf-Wandlungsphasen-Lehre" dar.

Die "Yin-Yang-Lehre" beschreibt komplementäre Naturphänomene und abstrakte Vorstellungen. Der ständige Wandel von Ebbe und Flut oder von Tag und Nacht zeigt eine immer wiederkehrende Dynamik, bringt aber gleichzeitig Stabilität und Kontinuität. "Yin" werden zum Beispiel Begriffe wie Kälte, Nacht und Weiblichkeit zugeordnet, "Yang" hingegen Wärme, Tag und Männlichkeit.

Zentrale Symbole der "Fünf-Wandlungsphasen-Lehre" sind Metall, Holz, Wasser, Feuer und Erde. Diese fünf Elemente haben verschiedene unterschiedliche Beziehungen zueinander:

> Wasser überwindet Feuer; Feuer überwindet Metall; Metall (in Form eines Messers) überwindet Holz; Holz (in Form eines Spatens) überwindet Erde; Erde (in Form eines Dammes) überwindet Wasser. Wasser läßt Holz (Pflanzen) entstehen; Holz läßt Feuer entstehen; Feuer läßt Erde (in Form von Asche) entstehen; Erde läßt Metalle entstehen; Metalle lassen Wasser (bedeutet Dampf beim Erhitzen) entstehen.

Zahlreiche Naturphänomene, Tiere, abstrakte Begriffe und Einflüsse wurden diesen fünf Elementen zugeordnet. Viele Assoziationen standen außer Zweifel. Da jedoch objektive Ordnungskriterien fehlten, gab es anderseits auch Diskrepanzen in der Zuordnung. So ist es nicht verwunderlich, daß bereits zur Han-Zeit einige Philosophen die Widersprüchlichkeiten und Ungereimtheiten dieser Theorien sowie die Willkür der Zuordnungen aufgriffen und in zum Teil sarkastischem Ton das gesamte Denkschema als unsinnig zurückwiesen. Diese Stimmen blieben aber weitgehend ungehört, die "Fünf-Wandlungsphasen-Theorie" wurde zur Staats- und Gesellschaftslehre erhoben.

So ist es verständlich, daß sich die gesamte Medizin dieser Zeit in das philosophische Gebäude des Konfuzianismus einzuordnen hatte und sich darin entwickeln mußte. Man bezeichnet diese Form als "Medizin der systematischen Entsprechungen". Hier finden sich erstmals Ansätze einer anatomischen Betrachtung: Organe und Leitbahnen standen im Mittelpunkt. Den "tsang"-Organen Niere, Leber, Herz, Milz, Lunge und Herz-Hülle wurden die "fu"-Organe Magen, Dünndarm, Dickdarm, Harnblase, Galle und Dreifacher Erwärmer gegenübergestellt. "tsang" bedeutet Speicher und "fu" Paläste: Diese waren einander nicht gleichgestellt, sondern sie bildeten eine hierarchische Ordnung.

Die Vorstellungen der entsprechungssystematischen Medizin vom Aufbau und der Funktion des Organismus sind in mehrfacher Hinsicht allegorisch zu werten: Einerseits reflektieren sie den Beamtenapparat eines Staatswesens, in dem vielfältige Aufgaben an verantwortliche Würdenträger delegiert sind, anderseits spiegeln sie die neuen Organisationsformen des vereinigten Großreiches wider. Auch die Existenz des anatomisch nicht feststellbaren Dreifachen Erwärmers wird auf diese Weise verständlich. Der Dreifache Erwärmer galt als ein Körperorgan, das an drei verschiedenen Orten gleichzeitig Rohstoffe durch Wärmeeinwirkung in Verbrauchsgüter umwandelte. Die Logik der ökonomischen Allegorie erzwang gleichsam eine organische Parallele zu den für den Staat so wichtigen Schmelzhütten und Salinen, auch wenn sich eine solche nicht gleich konkret nachweisen ließ.

Im Staat wie im Körper resultierten Störungen, also Krankheiten, vor allem aus dem Versagen des Transportsystems oder aus einer Blockade der Kanäle, sei es durch menschliche Sabotage oder durch Naturkatastrophen, die den harmonischen Fluß der Mittel von außerhalb und dann innerhalb des Oganismus unterbrachen. Derartige Störungen konnten in einem Verbrauchszentrum zu "Mangelerscheinungen" und in einem Speicher zu "Überflußerscheinungen" führen. Mangel- und Überflußerscheinungen in den Speichern und Palästen sowie Blockaden im Transportsystem der Leitbahnen waren die drei zentralen Krankheiten der entsprechungssystematischen Medizin und demnach Grundansatzpunkte jedweder Therapie.

Nicht nur der Konfuzianismus prägte die Entwicklung der Medizin: Etwa zur gleichen Zeit entstand die individualistische Lehre des Taoismus, als deren Begründer Lao-tse gilt. In der Zeit zwischen den "Drei Reichen" (220 - 280 n. Chr.) und der neuerlichen Wiedervereinigung des Reiches unter der Sui-Dynastie erlebte der Taoismus einen großen Aufschwung und konnte den Konfuzianismus weitgehend verdrängen. Ziel dieser Philosophie war die Lebensverlängerung und die Unsterblichkeit des Leibes durch Mittel wie Meditation, Diät, Alchemie, Gymnastik und sexuelle Praktiken. Der Taoismus begründete die Drogenmedizin, die in den weiteren Jahrhunderten eine stürmische Entwicklung zeigte.

Zusätzlich wurde die chinesische Medizin vom 1. bis zum 9. Jh. n. Chr. sehr stark vom Buddhismus und von der indischen Heilkunst beeinflußt.

Etwa ab dem 5. Jh. n. Chr. gewann der Neokonfuzianismus an Bedeutung und überflügelte alle anderen Richtungen. Er schuf eine Vereinigung aus dem Gedankengut des Taoismus und des Buddhismus mit neuen Ideen und Vorstellungen und steckte damit Grenzen ab, die für die medizinische Entwicklung bis ins 19. Jh. Gültigkeit behielten. Das heißt aber nicht, daß es in dieser Zeit zu einem Stillstand kam. Während nun die "Tradition der systematischen Korrespondenz" mit integrierten therapeutischen Verfahren wie Akupunktur im Verlauf der Jahrhunderte lediglich im Detail Veränderungen erfuhr, zeigte die Drogen- und Arzneimittelkunde, die von den Konzepten der systematischen Korrespondenz nahezu völlig unbeeinflußt blieb, einen intensiven Fortschritt.

Die wechselvolle Geschichte Chinas in den folgenden Jahrhunderten zeigte immer wieder Einflüsse auf die medizinische Entwicklung, große Umwälzungen oder Änderungen wie in früheren Epochen waren jedoch nicht mehr zu beobachten. Unterschiedliche Schulen und Strömungen entstanden. Diese hatten verschiedene Meinungen und Schwerpunkte und stellten oftmals auch größere Gegensätzlichkeiten heraus. Es herrschte ein Pluralismus der Heilsysteme: Taoistische oder buddhistische Banntechniken zählten ebenso wie Rezepturen, Akupunktur und vieles andere zu ständigen Repertoire eines Arztes.

Das 19. Jh. brachte nicht nur erste kriegerische Konfrontationen mit den europäischen Seemächten England und Frankreich ("Opiumkrieg") sowie mit Japan, es kam auch zu ersten intensiven Kontakten mit der westlichen Medizin ("Missionarmedizin"). Plötzlich entstand Bewegung, Diskussion, aber auch vielfach große Verunsicherung: Die westliche Medizin zeigte erstmals Grenzen der traditionellen chinesischen Medizin und schien zu diesem Zeitpunkt selbst noch keine Grenzen zu besitzen. Die Freiheit der Wissenschaft ermöglichte Forschung, führte zu immer größerem Wissen, die chinesische Medizin der systematischen Entsprechungen hingegen war in ein philosophisches Gebäude eingebaut, das keine grundsätzlichen Änderungen und Erneuerungen zuließ und das auch immer mehr unverständliche Gegensätze zu neuen wissenschaftlichen Erkenntnissen zeigte.

Medizin des 20. Jahrhunderts.:

Am Beginn des 20. Jahrhunderts steht der Zusammenbruch des Kaiserreiches und der Anfang der Republik (1912 - 1948). In dieser Zeit wurde vom Staat nur die westliche Medizin gefördert. Aufgrund der Armut weiter Bevölkerungskreise und des Fehlens westlicher Medikamente behielt jedoch die traditionelle Medizin weiterhin großen Stellenwert. Erst nach der Ausrufung der Volksrepublik China 1949 begannen Bestrebungen Mao Tse-tungs, die Tradition wieder in den Vordergrund zu rücken. Diese Ideen erreichten in der Kulturrevolution 1965 - 1968 ihren Höhepunkt. Es führt zu weit, auf die stürmischen und unterschiedlichen politischen und dadurch auch medizinischen Entwicklungen dieser Zeit einzugehen. Letztlich hat das Gedankengut der westlichen Medizin zu einer Bereicherung geführt und eine Annäherung traditioneller chinesischer und moderner westlicher Konzepte bewirkt.

Anderseits zeigen sich in letzter Zeit die Grenzen unserer westlichen Medizin immer deutlicher: Neben teuren technischen Geräten und aufwendiger Heilmethoden wird leider oft der Patient als Mensch und als Ganzheit gegenüber einem einzelnen Organ vergessen. Die Folge ist der Wunsch nach "alternativ-ganzheitlichen" Heilmethoden.

Die Stärke eines Heilsystems beruht nur zu einem Teil auf objektiven Erfolgen. Mindestens ebenso wichtig für die andauernde Annahme und Förderung ist die Einbettung seiner heilkundlichen Konzepte in die Weltanschauung und in die gesellschaftstheoretischen Vorstellungen der Bevölkerung. Es hat sich gezeigt, daß es bisher kein Heilsystem gegeben hat, das, losgelöst von den Werten und Strukturen einer bestimmten Kultur oder Subkultur, objektiv imstande gewesen wäre, erfolgreich auf die Gesamtheit der von einer Bevölkerung als solche definierten gesundheitlichen Probleme einzugehen.

Die geschichtliche Entwicklung der Akupunktur zeigt, daß diese Therapieform aufgrund ihrer Bindung an gesellschaftspolitische und kulturelle Ziele nicht isoliert aus der traditionellen chinesischen Medizin herausgelöst und in ihrer ursprünglichen Form in unser Gesundheitssystem eingebaut werden kann. Das heißt aber nicht, daß die chinesische traditionelle Medizin abzulehnen ist, im Gegenteil: Immer mehr in der Tradition empirisch gefundene Indikationen, Heileffekte und Beobachtungen konnten im Rahmen von schulmedizinischen Studien durch Erforschung und Beschreibung der Wirkmechanismen bewiesen und erklärt werden. Das Bemühen sollte aber immer sein, eine Sprache und Ausdrucksweise zu finden, die dem westlich ausgebildeten Mediziner verständlich ist.

Integration der Akupunktur in westliche medizinische Konzepte, Additivmedizin statt Alternativmedizin, das ist unser Anliegen und das Ziel dieses Buches.

Beschreibung der Methode

Das Wesen der Akupunktur ist die Lehre der Funktion, die Lehre der sich gegenseitig beeinflussenden Faktoren, der Gegenregulation und des Ausregulierens von Störeinflüssen, mit dem Ziel, den Organismus in einem dynamischen Gleichgewichtszustand zu halten.

Der Organismus schöpft mit Hilfe seiner Regulationsmechanismen alle Möglichkeiten zur Erhaltung der Homöostase aus. Bei ständiger Irritation und Überforderung der Regelvorgänge kommt es zum Ungleichgewicht im System und somit zu Befindensstörungen ohne pathomorphologisches Substrat und schließlich bei weiterer Irritation zur manifesten Erkrankung mit irreversiblen Organveränderungen.

Die Beeinflussung der körpereigenen Regulationsmechanismen erfolgt über Akupunkturpunkte. Diese liegen auf Meridianen. Die Meridiane entsprechen Verbindungslinien all jener Punkte, die therapeutisch ähnliche Wirkung haben. Sie teilen die Körperoberfläche in Längsstreifen. Es gibt 12 symmetrisch verlaufende Meridiane, wobei jeweils 4 aufeinanderfolgende einen Energiekreislauf bilden. Ein Yin- und ein Yang-Meridian stehen zueinander in einem gekoppelten Verhältnis und sind Teil eines Funktionskreises. Innerhalb eines solchen Funktionskreises gibt es ständige Wechselwirkungen, ein ständiges Ausgleichen und Gegenregulieren.

10 Meridianen ist ein inneres Organ zugeordnet, wobei 5 Organe dem Yin entsprechen und als Speicherorgane bezeichnet werden, 5 Organe dem Yang entsprechen und als Hohlorgane bezeichnet werden. Die Aufgabe der Voll- oder Speicherorgane ist es, lebenswichtige Substanzen zu bilden oder zu speichern. Die Aufgabe der Hohlorgane ist die Nahrungsaufnahme, die Verdauung, Resorption sowie die Ausscheidung von nicht verwertbaren Substanzen. Die Funktion aller innerer Organe, die Reflexion ihrer Funktionen an der Körperoberfläche und all ihre Interaktionen mit den gekoppelten Meridianen werden im Funktionskreis erfaßt.

In der Akupunktur werden die Organe als Funktionsträger und nicht als anatomisch-histologische Substrate verstanden. Zwei weitere Meridiane werden als funktionelle Meridiane beschrieben.

Die Begriffe Yin und Yang sind Ausdruck einer Dualität im Sinne zweier wesensverschiedener Aspekte eines Ganzen. Yin und Yang müssen in einem ausgewogenen Verhältnis stehen. In jedem Yin ist ein Yang- und in jedem Yang ein Yin-Zustand enthalten. Das Verhältnis zwischen Yin und Yang ist das allgemein gültige Gesetz der materiellen Welt, das Prinzip und die Quelle für die Existenz unzähliger Dinge und letzte Ursache für ihr Werden und Vergehen (Essentials).

Der Körper wird ebenfalls in Yin- und Yangabschnitte unterteilt. Die dorsale Seite der Extremität wird dem Yang, die Innenseite dem Yin zugeschrieben, die dorsale Seite des Rumpfes dem Yang und die ventrale Seite dem Yin.

Schulmedizinisch lassen sich viele Phänomene über die segmentreflektorischen Komplexe und ihre vertikale Vernetzung erklären. Akupunktur bedeutet jedoch mehr, die Akupunktur besitzt ein viel größeres Wirkspektrum und zahlreiche weitere Wirkmechanismen.

Wirkprinzipien, wissenschaftliche Grundlagen

Regulationsvorgänge und deren Beeinflussung durch Akupunktur:

Die Lehre der vegetativen Grundregulation ermöglicht das Verständnis der Akupunkturwirkung. Lebendige Materie befindet sich in einem Fließgleichgewicht, das durch exogene und endogene Einflüsse unentwegt gestört wird und für dessen Erhaltung ständig Kompensationsmechanismen notwendig sind. Ungestörte Regulation ist gekennzeichnet durch geordnete Funktion der einzelnen Gewebsbezirke, die in bezug auf benachbarte oder abhängige Bezirke homogen, d.h. in ihrem Stoffwechsel gleichartig und synchron verlaufen. Kommt es zur Dysregulation mit funktionellen Fehlleistungen von umschriebenen Gewebsabschnitten oder des gesamten Organismus und den daraus folgenden Konsequenzen, so wird ein therapeutisches Eingreifen notwendig.

Die Raktionsweise des Organismus ist bestimmt durch

— Quantität und Qualität eines Reizes sowie
— Sensibilität und Reagibilität des Organismus.

Sensibilität und Reagibilität hängen natürlich von konstitutionellen Faktoren ab, werden aber in viel stärkerem Maße durch die Konkurrenz mit anderen Reizen und vor allem durch vorliegende pathogene Dauerreize bestimmt. Bei einem hochkomplexen Therapiesystem, wie es die Akupunktur darstellt, entscheidet das Erkennen dieser Fakten weitgehend über Erfolg und Mißerfolg der aktuellen Behandlung.

Die Haut als Grenzfläche zwischen Umwelt und Innenwelt ist keine homogene Folie. Sie ist vielmehr morphologisch und funktionell inhomogen, wozu ihre hohe Reaktionsbereitschaft zur Abwehr und Beantwortung externer Reize kommt. In stereotyper Lage sind die Akupunkturpunkte eingelagert, auf die später eingegangen wird.

Bei allen pathogenetischen, therapeutischen und reizphysiologischen Überlegungen muß von der Lehre der Grundregulation ausgegangen werden: Die Interzellularsubstanz ist kein Füllmaterial, sondern nach Pischinger ein komplexes hochreagibles System. Nach Heine besteht diese Grundsubstanz überwiegend aus Glycosaminoglykanen und Proteoglykanen. Elektronenoptisch ist nachgewiesen, daß die Grundsubstanz ein Netzsystem bildet und sich an den Zelloberflächen zur Glycokalyx verdichtet. Der metabolische Strom von Kapillare zur Zelle und vice versa muß dieses Gitter passieren und ist deshalb von der Maschendichte und der Elektrostatik abhängig. Somit besitzt die Grundsubstanz eine metabolische Regelfunktion für die Zelle. Vom biophysikalischen Standpunkt aus ist bedeutungsvoll, daß sowohl die Glycosaminoglykanc als auch die Proteoglykane Verzweigungsstrukturen mit hohem Besatz von negativen Ladungen darstellen, die bei Reiz depolarisiert werden. Die Depolarisierung führt ihrerseits zu Strukturveränderungen des Netzes mit Variation dcs metabolischen Stromes und ist außerdem für die Zelle ein Signal zur Änderung ihrer Polarisation bzw. ihres Erregungsniveaus.

Nicht nur die Organzellen, auch die Kapillaren und Nervenzellen stehen auf diese Weise in enger Wechselbeziehung mit der Grundsubstanz. Dadurch entsteht ein regulatorisches Basissystem, das **regulatorische Grundsystem nach Pischinger**.

Jeder Reiz trifft primär die Grundsubstanz, deren Depolarisation an Zelle, Kapillare und Nerv weitergegeben wird. Die Wanderzellen in der Grundsubstanz bilden darüber hinaus Botenstoffe wie Interleukine, Prostaglandine, Interferone u.ä. Sowohl Ladungsänderungen als auch Botensubstanzen lösen sekundär substratspezifische Signale in Zelle, Kapillare und Nerv aus. Da Kapillaren und Nerven eine Verbindung zu zentralen Regulationszentren darstellen, werden übergeordnete Regelvorgänge in Gang gesetzt. Nun kommt es erst zu humoralen, hormonellen und neuralen Regelungen, die für den Kliniker und Praktiker im Vordergrund stehen.

Es ist primär unwahrscheinlich, daß der Stich mit einer relativ groben Nadel eine Kapillare oder den Rezeptor eines Nerven treffen und dadurch einen zellspezifischen Reiz bewirken soll. Viel wahrscheinlicher ist, daß die Grundsubstanz getroffen wird und über ihre Vermittlung die weiteren Regulationsvorgänge ausgelöst werden. Die Vernetzung auf peripherster Ebene bedingt auch eine primäre Redundanz zwischen humoralen, neuralen und zellulären Kompensationsvorgängen, die das Prinzip der Homöostase erst ermöglicht.

Das intakte Grundsystem umfaßt somit folgende Funktionen:

1. die Transmitterfunktion zwischen Organzelle und vegetativen Nervenfasern sowie Kapillaren,
2. Informations- bzw. Stoffwechselaustausch über die Fibroblasten, die sich aus dem Verband lösen und zu Lymphozyten, Histiozyten bzw. Monozyten werden können,
3. die Aufrechterhaltung des Gewebspotentiales durch Ladungsbesatz der Proteoglykane,
4. die Aufrechterhaltung der Sauerstoffversorgung der Organzellen,
5. die Steuerung des Säure-Basen-Haushaltes,
6. die Steuerung der zellulären und humoralen Abwehrvorgänge und
7. die lokale Gegenregulation. Diese verhindert bei einer großen Anzahl der Reize bei intakter Grundfunktion die Aktivierung der gesamten Abwehr des Organismus.

Der Nadelreiz wird an bestimmten Punkten gesetzt, die sich biophysikalisch von der umgebenden "indifferenten" Haut unterscheiden. Sie zeichnen sich durch geänderten elektrischen Widerstand sowie durch Variation der Potentiale und der Hauttemperatur aus. Diese Differenzen sind beim Gesunden zwar meßbar, jedoch minimal und streng lokalisiert. Bei Zunahme von Funktionsstörungen oder Erkrankungen werden sie immer deutlicher und ausgedehnter. Der regulatorisch angesprochene Punkt ist palpatorisch von der Umgebung deutlich abgrenzbar. Auch die Sensibilität ist erhöht, wodurch eine verstärkte Reagibilität gegeben ist.

Morphologische Untersuchungen zeigten, daß im Bereich des Punktes eine überzufällige Häufung von sensorischen Endkörpern besteht (Kellner). Wichtiger erscheint aber, daß die Punkte in enger Beziehung zu Faszienlücken stehen. Durch diese Lücken steigen Gefäß-Nervenbündel zur Oberfläche, die von Formationen der Grundsubstanz umgeben sind. Die Grundsubstanz ihrerseits ist durch eine dichtere Proteoglykanstruktur gegen die Umgebung abgegrenzt. Der Stich in den Akupunkturpunkt trifft dieses Gefäß-Nervenbündel und kann somit intensive Wirkung erzielen, da Grundsystem, Nerv und Kapillare hier in engster Beziehung stehen. Darüber hinaus kann die Faszienlücke auch als Ventil betrachtet werden: Bei Tonuszunahme der darunterliegenden Muskulatur wird sie verengt, es kommt dadurch zu Veränderung der Durchströmung und des Quellungszustandes im Bereich des Punktes und somit zur Änderung seines biophysikalischen Status in Analogie mit dem Spannungszustand des Muskels. Da gerade die wirksamsten Punkte auch muskuläre Maximalpunkte darstellen, besteht hier ein logischer Zusammenhang. Wichtiger erscheint aber der Umstand, daß interne Signale (z.B. der Muskeltonus) die Funktion des Punktes und so seine Empfindlichkeit für externe Signale ändern können.

Die Weiterleitung der reizbedingten Information erfolgt einerseits im Grundsystem durch eine Kettenreaktion der Depolarisation sowie durch Schwingungs- und Resonanzphänomene, andererseits über die bekannten humoralen und neuralen Informationswege, wobei bedacht werden muß, daß die Informationen auf verschiedenen Wegen in höheren Zentren, vor allem in der Formatio reticularis, wieder konvergieren.

Die neurale Verschaltung über den segmental-regulatorischen Komplex bedarf besonderer Erwähnung: In jedem spinalen Segment sind die angeschlossenen Organe so verschaltet, daß die Funktionsänderung oder Erkrankung von einem Organ stets die gleichsinnige Funktionsumstellung der anderen Organe nach sich zieht. Für die Akupunktur bedeutet dies, daß der Nadelreiz in einem Dermatom stets die Funktion der analogen inneren Organe und Muskeln verändert. Darüber hinaus besteht eine Hinterhorn-Eingangs-Kontrolle (gate control), die eine Überflutung des Rückenmarkes mit banalen Reizen verhindert. Das gate-control-System wird durch Reize aus dicken, markhaltigen Fasern aktiviert. Bei tiefer und starker Reizsetzung werden viele Signale über dicke Fasern generiert, die zur Drosselung des Hinterhorneinganges führen und so eine Reizentlastung des ZNS bedingen.

Für die Meridiane konnte bisher kein morphologisches Substrat gefunden werden. An den Extremitäten fällt aber die Parallele des Verlaufes von Nerven und Gefäßen einerseits und der Deckungsgleichheit mit den kinetischen Ketten (Funktionsketten) der Muskulatur anderseits auf. Am Stamm ist die Deckungsgleichheit mit den kinetischen Ketten der Rücken- und Bauchmuskulatur besonders deutlich. Man kann daher die Meridiane als funktionelle Einheiten betrachten, die Punkte mit ähnlichen Indikationen miteinander verbinden.

Folgende lokale bzw. allgemeine Reaktionen können nach Nadelung am Akupunkturpunkt beobachtet werden:

1. Durch Eindringen der Nadel wird eine Mikrowunde gesetzt, auf die die Grundsubstanz mit einer entzündlichen Reaktion antwortet und die Gefäßnervenbündel in Mitleidenschaft zieht. Dadurch kommt es zu entsprechenden nervösen und endokrinen Antworten. Die Strukturkombination der Wasserbiopolimeren des Molekularsiebes oder flüssigen Milieus reagiert innerhalb von Sekunden ganzheitlich, das heißt den ganzen Organismus erfassend.
2. Es kommt zum Potentialsprung zwischen der Metallnadel und dem Gewebe.
3. Es entsteht eine Temperaturdifferenz zwischen Nadel und Gewebe.
4. Die Biophotonenemission nimmt deutlich zu.

Akupunktur - Forschung:

Breitgestreute und intensive Forschung über Akupunktur gibt es seit 1972, als die westliche Welt erstmals mit der Akupunktur-Analgesie konfrontiert wurde und nach Erklärungen für ihre Wirkung suchte. Dadurch gab die Akupunktur-Analgesie den Anstoß für umfangreiche Forschungstätigkeiten, trotzdem wird sie viel seltener angewandt als die Akupunkturtherapie. In Tabelle 1 sind die Unterschiede der beiden Anwendungsarten erläutert.

Tab. 1

Akupunkturtherapie	Akupunkturanalgesie
Mehr Nadeln, selten Stimulation	Weniger Nadeln, immer Stimulation
Vorwiegend humorale Wirkung	Vorwiegend nervale Wirkung
Allgemeinwirkung	Lokalwirkung
Lange Wirkungsdauer (Wochen, Monate, selten Jahre)	Wirkungsdauer endet ca. 20 Minuten nach Stimulationsende
Zusätzliche medikamentöse Therapie möglich	Zusätzliche medikamentöse Therapie erforderlich
Allgemeine, breite Anwendung	Anwendung nur in ausgewählten Fällen

Es gibt natürlich keine ganz klare Trennungslinie zwischen beiden Formen, sondern fließende Übergänge wie überall in der Medizin.

Von den zahllosen wissenschaftlichen Untersuchungen soll kurz auf 4 wesentliche Ergebnisse eingegangen werden:

1. nervös-reflektorische Wirkung
2. humoral-endokrine Wirkung

3. Durchblutungsparameter

4. Einflüsse auf die Muskulatur

1. Nervös-reflektorische Wirkung

Hochfrequente elektrische Stimulation eines Akupunkturpunktes führt vor allem an der ersten Umschaltstelle, im Hinterhornneuron des Rückenmarks, zu einer deutlichen Hemmung der nociceptiven Entladung. Auf dieser Ebene findet die erste Modulation dieser Reize mit Schmerzreizen bzw. allen nociceptiven Reizen statt. Die durch elektrische Stimulation entstandenen Signale gelangen nun über aufsteigende Bahnen in die Formatio reticularis des Hirnstamms sowie in das Gebiet von Thalamus und Hypothalamus. Auch hier kommt es zu Interferenzen und weiterer Modulation. Ohne auf weitere Einzelheiten einzugehen, kann zusammengefaßt werden, daß Akupunktur-Analgesie als das Ergebnis der zentralen neuralen Interaktion oder Integration zwischen den nociceptiven Schmerzimpulsen und den Inputs durch die elektrische Stimulation anzusehen ist.

2. Humoral-endokrine Wirkung

Die Beobachtung, daß die Effekte der Akupunktur-Analgesie nur langsam einsetzen und die elektrische Stimulation noch etwa 20-30 Minuten überdauern, ließ nach einem weiteren Weg des Analgesieeffektes suchen. Das führte zur Entdeckung zahlreicher Neurotransmittersysteme. Die wichtigsten Substanzen sind opioide Peptide wie Endorphine und Enkephaline, Monoamine wie Serotonin, Noradrenalin und Dopamin. Heute ist bekannt, daß niederfrequente Elektrostimulation und Akupunkturstimulation zu einer komplexen Aktivierung der endogenen antinociceptiven Systeme führt. Die Impulse werden höhergeleitet und aktivieren schmerzmodulierende Systeme im kaudalen Hirnstamm, Hypothalamus, Nucleus caudatus und vielleicht auch im Cortex. Die Schmerzhemmung kommt durch absteigende Bahnen des Rückenmarks zustande. Eine Unterbrechung dieser Bahnen, z.B. durch einen reversiblen Kälteschock, führt zu einer kompletten Unterdrückung des Analgesieeffektes.

3. Durchblutungsparameter

Wird eine Nadel in einen Akupunkturpunkt eingestochen, so kann man sehr bald einen roten Hof um die Nadel sowie eine Erhöhung der Temperatur um ein bis zwei Grad gegenüber der umgebenden Haut beobachten. Diese Verbesserung der Durchblutung wird nicht nur um die Nadel, sondern auch im Zielgebiet der Therapie beobachtet. Dieser Wirkeffekt kann mittels Thermographie bestätigt werden (Durinjan).

Der durchblutungsfördernde Effekt einer Akupunkturtherapie beruht auf einem zentralen und einem peripheren Mechanismus. Vasodilatation wird vornehmlich durch Abnahme der sympathischen Aktivität vermittelt. Dieser Vorgang findet auf zentraler Ebene statt: Es kommt zu einem deutlichen Anstieg des Serotoninspiegels im Gehirn.

Serotonin führt als Antagonist von Noradrenalin zu einer Abnahme desselben und dadurch zu einer zentralen Erniedrigung der sympathischen Aktivität.

Peripher bewirkt Akupunktur Ausschüttung des vasoaktiven intestinalen Polypeptids (VIP). Dieses Peptid wurde 1970 in Schweden von Saig und Mutt erstmals isoliert und erwies sich als ein extrem potenter nicht-adrenergischer und nicht-cholinergischer Vasodilatator. Das vasoaktive intestinale Polypeptid ist in Form großer Vesikeln in Nervenzellen enthalten, gelangt durch Akupunktur zur Ausschüttung und ruft eine Relaxation der glatten Gefäßmuskeln hervor.

4. Effekte auf die Muskulatur

Der Nadeleinstich in einen verspannten Muskel bewirkt nach einiger Zeit eine Tonusabnahme. Der Einfluß auf die Muskulatur kann nicht nur durch einen direkten Nadelstich, sondern auch durch Nadelung eines weit entfernten Akupunkturpunktes ausgelöst werden. Die Wirkung der Fernpunkte wird erklärbar durch die Kenntnis der muskulären Verschaltung zu Funktionsketten, die den Meridianverläufen entsprechen. Niemals kommt es zur isolierten Tonusveränderung eines Muskels, sondern immer zur gleichsinnigen Mitreaktion aller Muskeln der betroffenen kinetischen Kette.

Nach Popp sind Meridiane Informationskanäle, in welchen elektromagnetische Signale weitergegeben werden. All diese Untersuchungen zeigen, daß es sich bei der Akupunkturwirkung auf die Muskulatur um Resonanzphänomene handelt, bei denen über Verschaltung der kinetischen Ketten eine Weiterleitung erfolgt.

Akupunktur und Placebo

Von verschiedenen Kritikern der Akupunktur wird immer wieder der Vorwurf der Placebowirkung erhoben: Natürlich gibt es einen gewissen Anteil von Placebowirkung durch die "Droge Arzt" - dieses Phänomen kann aber in jeder Sparte der Medizin beobachtet werden, in der Gastroenterologie genauso wie in der Kardiologie. Placebo darf also nicht vordergründig gesehen werden. Im übrigen haben zahlreiche Tierversuche und Studien von KOTHBAUER die Akupunkturwirkung durch Ausschalten des Placeboeffektes zur Genüge bewiesen.

Formen der Akupunktur

Spricht man von Akupunktur, so denkt man in erster Linie an eine Therapie mit Nadeln. Die Nadelung stellt auch die am meisten verwendete Form dar, es existieren jedoch neben unterschiedlichen Nadelungstechniken zahlreiche Sonderformen.

1. Nadeltherapie:

a. Körperakupunktur:

Bei dieser Therapieform werden Nadeln in genau definierte Punkte, die auf den bekannten Meridianen liegen, eingestochen. Der Vollständigkeit halber muß erwähnt werden, daß in Ausnahmefällen auch Punkte außerhalb von Meridianen Verwendung finden. Die Nadeln werden oberflächlich (nach BISCHKO bis 12 mm) oder tief (mehrere cm) gestochen. Die Wahl der Stichtiefe hängt einerseits von der Lokalisation des Punktes, anderseits von der gewünschten Reizintensität ab.

Bei der Akupunkturtherapie chronischer Erkrankungen werden die Nadeln ca. 20 - 25 Minuten ohne weitere Manipulation belassen. Im Gegensatz dazu werden bei der Therapie akuter Krankheitsbilder zunächst Fernpunkte verwendet, die meist manuell stimuliert werden. Bei Lähmungen und bei der Akupunkturhypalgesie hingegen bedient man sich meist einer elektrischen Stimulation. Man verwendet dabei eine Spannung von 1 - 10, selten bis 20 Volt, eine Stromstärke von 1 - 6 mAmpere und eine Frequenz zwischen 2 und 100 Hertz.

b. Ohrakupunktur:

Diese Sonderform der Akupunktur zeigt häufig einen dem Sekundenphänomen vergleichbaren Effekt. Angewendet wird diese Methode vor allem bei Schmerzzuständen im Bewegungsapparat, wobei die rasche, jedoch nicht so lange anhaltende Wirkung der Ohrakupunktur häufig mit Körperakupunktur kombiniert wird.

c. Schädelakupunktur:

Das zunehmende Wissen über die genauen Funktionen der einzelnen Hirnabschnitte führte zur Entwicklung dieser Akupunktursonderform. Dabei werden über der zu behandelnden Region Nadeln bis an das Periost eingeführt und häufig auch stimuliert. ZEITLER, ein Mitglied des Boltzmanninstitutes, konnte dadurch die Stimulation cerebraler Funktionen vielfach erproben und bestätigen. Diese Methode wird fast nie allein, sondern immer in Kombination mit Körperakupunktur durchgeführt.

d. Mundakupunktur:

Ähnlich der Ohrakupunktur findet sich auch im Bereich der Mundhöhle ein Reflexzonensystem aller Körperregionen. GLEDITSCH hat eine genaue Topographie erstellt und bewiesen, daß die über die Mundpunkte erzielten Fernwirkungen gesetzmäßig und reproduzierbar sind.

e. Pharmaakupunktur:

Mit einer dünnen Kanüle wird an Akupunkturpunkten eingestochen und eine geringe Menge eines Pharmakon (ca. 0.05 - 0.1 ml) entweder intracutan oder in die entsprechende Schichte injiziert. Verwendet werden vor allem Lokalanästhetika wie Lidocain und Procain sowie Homöopathika. Bei dieser Methode finden sich fließende Übergänge zur Neuraltherapie.

f. Dauernadeln:

Bei Dauernadeln handelt es sich um 2 bis max. 5 mm lange Nadeln, die in Akupunkturpunkte, sei es im Ohr oder im Körper, eingestochen, mit einem Pflaster fixiert und über mehrere Tage belassen werden. Dieses Vorgehen, bei dem über längere Zeit ständig Impulse und Informationen an das Grundsystem abgegeben werden, hat sich besonders bei Schmerzzuständen, aber auch bei der Behandlung von Suchtproblemen bewährt. Wichtig ist in diesem Fall, die Haut möglichst exakt zu desinfizieren und dem Patienten die Anweisung zu geben, die Nadeln beim ersten Anzeichen einer Infektion durch Schmerz oder Rötung sofort zu entfernen.

2. Massagetherapie:

Diese Sonderform der Akupunktur hat in China eine jahrhundertelange Tradition. Sie stellt eine Brücke zur heutigen physikalischen Therapie dar und wird in Österreich vorwiegend von physikalisch-technischen Assistenten unter Anleitung und Kontrolle eines Arztes ausgeführt. Man unterscheidet die Punkt- von der Meridianmassage. Auch hier gibt es wie bei der Nadeltherapie sedierende und tonisierende Techniken. Von der Punktmassage abgeleitet ist die sogenannte Akupressur. Der Name ist irreführend, da "Acus" Nadel bedeutet und eine Nadel mit dieser Methode nichts zu tun hat. Akupressur in der Hand des Laien kann gefährlich sein, wie zahlreiche Beispiele dokumentierten: Der Schmerz mit seiner Signalfunktion wird nicht entsprechend gewertet, Akupressur kann Schmerzabnahme bzw. Schmerzfreiheit bewirken, bis eine Komplikation wie z.B. eine Gallenblasenperforation eintritt. Darauf kann nicht oft genug hingewiesen werden!

3. Lasertherapie:

Bei allen Indikationen der Nadelungstherapie, ausgenommen bei der Akupunkturanalgesie und der Therapie von Paresen, kann statt der Nadeln ein Lasergerät verwendet werden. Die in der Akupunktur verwendeten Geräte sind Helium-Neon-Laser, die monochromatische Lichtbündel mit einer Wellenlänge von 632 nm aussenden. Die Ausgangsleistung beträgt 2 - 5 mWatt. Neuere Geräte bieten deutliche höhere Leistungen an, diese Verstärkung bewirkt jedoch keine gesteigerte therapeutische Wirksamkeit (entsprechend der Arndt-Schultz'schen Regel).

Zur Behandlung kann die Griffelspitze entweder auf die Haut aufgesetzt oder bei infizierten oder veränderten Hautarealen aus einer Distanz von 1/2 bis 1 cm bestrahlt werden. Jeder Punkt wird etwa 15 bis 30 Sekunden lang therapiert. Einen weiteren Vorteil stellt die Möglichkeit einer flächenhaften Bestrahlung dar. Behandelt werden mit dieser Methode vor allem schlecht heilende Wunden oder Ulcera cruris, juckende, nässende Dermatosen, Verbrennungen sowie Herpes-zoster-Effloreszenzen.

Bei Kleinkindern stellt eine Lasertherapie die Methode der Wahl dar. Bei Erwachsenen wird man immer wieder Patienten finden, die auf eine Nadelung besser ansprechen. Hier muß berücksichtigt werden, daß mittels Nadelung eine individuellere Reizsetzung und vor allem eine individuellere Reizstärke möglich ist.

4. Transkutane elektrische Nervenstimulation (TENS):

Flache Elektroden mit einem Durchmesser von 1 - 2 cm^2 werden auf Akupunkturpunkte aufgeklebt und elektrisch stimuliert. Die Effekte dieser Therapieform beruhen einerseits auf der spezifischen Wirkung des Akupunkturpunktes, anderseits auf der elektrischen Nervenreizung. Die Anwendung erfolgt deshalb vornehmlich bei Schmerzzuständen und Durchblutungsstörungen. Effekte treten innerhalb weniger Minuten auf und bleiben 6-8 Stunden bestehen. Danach kann die Behandlung problemlos, eventuell auch zuhause vom Patienten selbst, wiederholt werden.

Bei der Elektroakupunktur werden kleinere Elektroden, sogenannte Punktelektroden, an Akupunkturpunkten auf die Haut aufgesetzt und elektrisch gereizt.

5. Temperatureinwirkungen:

Die Frage von Kälte- oder Wärmeapplikation auf Akupunkturpunkte wurde jahrhundertelang diskutiert und führte in China zu kontroversen Schulen und Streitigkeiten. Heute hat nur mehr die Wärmetherapie, die Moxibustion, größere Bedeutung. Unterschiedliche Methoden stehen zur Verfügung: In China vorwiegend Moxakraut, das entzündet wird, bei uns Geräte wie zum Beispiel Infrarotapplikatoren. Indikationen stellen vor allem Schwächezustände, Hypofunktionen und chronische Krankheitsbilder dar, also Erkrankungen, die einer Tonisierung bedürfen.

6. Schröpfkopftherapie:

Glaskugeln mit einer relativ kleinen Öffnung werden durch Feuer von innen erwärmt und mit einer raschen Bewegung auf die Haut aufgesetzt. Der Unterdruck, der bei der Abkühlung entsteht, fixiert die Kugel an die Haut. Es kommt in dem behandelten Hautareal zu einer deutlichen Hyperämisierung und zu Petechien, die auch Stunden nach Entfernung des Schröpfkopfes bestehen bleibt. Dolente und verspannte Muskelgruppen zeigen eine ausgeprägte Relaxation, man kombiniert diese Methode oft mit einer Nadelungstherapie.

Mögliche Reaktionsmuster nach Akupunktur

Die Reizbeantwortung des Organismus kann unterschiedlich sein:

1. Heilung bzw. Verbesserung: Bei intaktem Grundsystem kommt es bei funktionellen und reversiblen Zuständen zur Heilung. Bei bestehenden Pathomorphologien kann nur eine Besserung des Zustandsbildes erwartet werden: Jede Pathomorphologie beinhaltet gewisse funktionelle und damit noch reversible Anteile.
2. Vorübergehende Verbesserung: Rezidive nach erfolgreicher Akupunkturtherapie sind zu beobachten, wenn eine bestehende Labilität des Grundsystems nicht beachtet wurde, das heißt zumeist, daß bestehende Belastungen nicht erkannt und deshalb nicht eliminiert wurden.
3. Keine Reaktion: Regulationsblockierungen führen zu Therapieversagern. Erst die Kombination der Eliminierung der erkannten Belastungen, d.h. der Blockierungsursachen, mit Reaktivierung des Grundsystems durch Akupunktur führt zum Erfolg.
4. Verschlechterung: Dazu kommt es, wenn die Reizschwelle für Ganzheitsreaktionen durch die Nadelung überschritten wird.
   Der Reiz durch die Nadeltherapie muß der Reagibilität und Reaktionsweise des Systems angepaßt sein. Reize unterhalb des Schwellenwertes haben positive Wirkung. Wird nicht nur symptomatisch therapiert, sondern Akupunktur als ganzheitliche Methode angewandt, so wird durch Erhöhung der Reizschwelle für Ganzheitsreaktionen eine Stabilisierung im Grundsystem erzielt und die Erfolgsquote bedeutend erhöht.

Die Heileffekte der Akupunktur beruhen nicht auf einem vorübergehenden Effekt, sondern auf einer Umstimmung und Aktivierung der Abwehrleistungen sowie Optimierung sämtlicher Regulationsmechanismen.

Indikationen zur Akupunktur

Durch die Kenntnis der Wirkprinzipien der Akupunktur ist es möglich, die Indikationen sowie den Stellenwert dieser Methode im Rahmen einer ganzheitsmedizinischen Therapie zu erfassen.

1. Funktionell-vegetative Syndrome:

Es handelt sich hier nicht um eine nach Lokalisation und Ätiologie abgrenzbare Gruppe von Organkrankheiten, sondern um zeitweilige oder dauernde Störungen des Befindens durch Symptome, die in ihrer Art und Intensität außerordentlich vielfältig sind und nur gemeinsam haben, daß sie nicht auf morphologischen Veränderungen beruhen.

Die Wertigkeit subjektiver Befindensstörungen konnte durch eine Studie in einem großen deutschen Industriekonzern belegt werden. Alle Testpersonen, die als gesund bezeichnet werden konnten, wurden nach subjektiven Beschwerden und Medikamenteneinnahme befragt. Die Befragung ergab, daß von den "Gesunden" 10.5% in ärztlicher Behandlung standen, in 62.2% Psychopharmaka und in 18.3% Analgetika einnahmen. 7.7% gaben eine Psychopharmakatherapie, 11.6% eine Analgetikatherapie ohne ärztliche Verschreibung an.

In Tab. 2 sind nach der Häufigkeit die angegebenen Symptome angeführt. Dabei handelt es sich vorwiegend um Beschwerden, die man global unter den Begriff der vegetativen Dystonie einordnen kann.

Tab. 2

Kopfschmerz	18.6 %
Schweißausbruch	15.0 %
Reizbarkeit	14.9 %
Durchschlafstörung	10.4 %
Müdigkeit	9.7 %
Funkt. Herzbeschwerden	9.1 %
Stimmungslabilität	8.5 %
Konzentrationsschwäche	8.1 %
Einschlafstörung	7.9 %
Schwindel	6.4 %
Energiemangel	3.8 %

Beschwerden, die als Ursache einer vegetativen Dysregulation auftreten, sind in 80 - 90% durch Akupunkturtherapie zu heilen. Die Tatsache, daß durch Akupunktur nicht nur der Befund, sondern vor allem das Befinden des Patienten und somit die neurovegetative Verarbeitung der Beschwerden therapiert werden, erklärt die hohe Erfolgsquote.

Einige der angegebenen Befindensstörungen leiten zum nächsten Punkt über:

2. Psychische Störungen:

Der Akupunkturtherapie zugängliche sind vor allem psychische Störungen infolge chronischer Erkrankungen oder Umwelteinflüssen wie Wetter, Streß- und Konfliktsituationen. Nicht behandelbar sind endogene Depressionen, Psychosen usw.

Durch Verbesserung des Allgemeinbefindens wird die Reiz- bzw. Toleranzschwelle für Schmerz und Umwelteinflüsse erhöht und dadurch der Circulus vitiosus unterbrochen.

3. Erkrankungen des Bewegungsapparates:

Voraussetzung jeder Akupunkturtherapie ist die exakte Abklärung von Grunderkrankungen oder akut entzündliche Erkrankungen mittels Laborparametern und Röntgen.

Bei **funktionellen Veränderungen**, das bedeutet Schmerz durch Muskelhartspann und Fehlhaltung ohne röntgenologisch feststellbare morphologische Veränderungen, kann in über 75% mit Akupunktur Beschwerdefreiheit erzielt werden.

Bei faßbaren **morphologischen Veränderungen** infolge Degeneration ist Akupunktur eine additive Therapiemethode. Die Degeneration selbst kann nicht beeinflußt werden, wohl jedoch die Periarthropathie: Durch die Therapie kommt es zur Normalisierung des Muskeltonus, zur besseren Durchblutung und zur Schmerzverminderung. Dadurch bessert sich die Gesamtfunktion, und die Chronizität wird verhindert oder hintangehalten.

Die beschriebenen Mechanismen gelten nicht nur für die peripheren Gelenke, sondern auch für das Achsenorgan. Schmerzen im Bereich der Wirbelsäule können aber auch durch Erkrankung innerer Organe durch Irritation über den segmentreflektorischen Komplex bedingt sein. Es muß primär die Grunderkrankung behandelt werden, ohne gleichzeitige Therapie des Achsenorgans kann jedoch durch die ständig vorhandenen störenden Impulse kein ausreichender Therapieerfolg erzielt werden.

Für Schmerzen in Rahmen des **psychovertebragenen Syndroms** gelten die Richtlinien und Erfolgsquoten der vegetativen Dystonie.

4. Kopfschmerzen:

Der **vertebragene Kopfschmerz**, der **vasomotorische Kopfschmerz** und die **Migräne** sind der Akupunkturtherapie am besten zugänglich.

Pathophysiologisch besteht im Stadium I der Migräne eine Vasokonstriktion, die im Stadium II in eine Vasodilatation übergeht. Kommt es zu Extravasatbildungen, spricht man vom Stadium III. Akupunktur verhindert den Vasospasmus und stellt somit eine Anfallsprophylaxe dar. Migräne im Stadium I kann durch Akupunktur sofort kupiert werden.

Der vertebragen ausgelöste Kopfschmerz kann nach Inspektion, Palpation und Funktionsdiagnostik über die Therapie der gestörten Strukturen in 80% der Fälle geheilt werden.

5. Erkrankungen des Hals-Nasen-Ohrenbereiches:

Bei der akuten **Sinusitis** konnte durch zahlreiche Studien belegt werden, daß Akupunktur als alleinige Therapie ausreichend ist. In chronischen Fällen, in denen Antibiotika alleine sehr häufig keine Ausheilung bringen, führt eine Kombinationstherapie mit Akupunktur zur Restitutio ad integrum.

Die Therapie der **Rhinitis allergica** soll im Idealfall in der kalten Jahreszeit vor Beginn saisonaler Belastung durchgeführt werden. Besonders bei Kindern ist diese nebenwirkungsfreie Therapie einer in manchen Fällen gefährlichen Hyposensibilisierungsbehandlung überlegen und daher vorzuziehen.

Besonders hervorzuheben ist die Akupunkturwirkung beim **Sinubronchialen Syndrom:** Hier ist sie allen anderen Therapiemöglichkeiten überlegen. Durch die Behandlung der Nebenhöhlenaffektion beziehungsweise der Schleimhäute des oberen Respirationstraktes wird bei einem neuerliche Infekt das Auftreten der gefürchteten Asthmaanfälle verhindert.

Beim **Tinnitus** zeigt sich im Verhältnis zur sonstigen Wirksamkeit der Akupunktur eine herabgesetzte Erfolgschance, sie ist jedoch noch immer deutlich höher als die mit sonstigen Methoden erzielten Ergebnisse. Das scheint daran zu liegen, daß Akupunktur viel komplexer als einzelne Medikamente in die Gesamtregulation eingreifen kann.

Der Erfolg bei **Vertigo** ist abhängig davon, ob der Schwindel eher peripher, das heißt kreislaufbedingt, oder eher zentral ausgelöst wird. Die Möglichkeiten der Beeinflussung von Kreislaufparametern wie z.B. der Hypotonie sind, wie später gezeigt wird, besser.

Die Erfolge bei der kryptogenetischen **Trigeminusneuralgie** sind abhängig von der Dauer der Erkrankung: Je kürzer der Verlauf, desto besser ist das Ansprechen auf Akupunkturtherapie. In allen Fällen kann die Medikamenteneinnahme reduziert werden, die Schmerzattacken sistieren oder werden in der Anzahl deutlich reduziert.

6. Erkrankungen des Respirationstraktes:

a. Hyperventilationssyndrom:

Symptomatische Übersteigerung der Atmung durch emotionelle oder habituelle Ursachen führt zur Befindensstörung und zu chronischen Dyspnoe ohne Krankheitsursache. Eine Therapie mit psychotropen Substanzen, Betablockern und Atemübungen ist oft unbefriedigend. Die Akupunktur ermöglicht einerseits die Rückführung der Fehlatmung zur Normalatmung, anderseits wird das Gesamtbefinden des Patienten durch die positive Beeinflussung von Beschwerden wie Angst, Müdigkeit, Reizbarkeit, Tachycardie und Globusgefühl deutlich verbessert.

b. Asthma bronchiale:

Das Asthma bronchiale ist gekennzeichnet durch anfallsartiges Auftreten von Atemnot durch Atemwegsobstruktion auf dem Boden eines hyperreaktiven Bronchialsystems. Der Therapieerfolg ist abhängig von der auslösenden Ursache:

aa. Allergien:

Atopien sind mittels Akupunktur zu lindern, nicht zu heilen.

bb. Infekte:

Die Infektanfälligkeit wird über die gesamtregulative Wirkung der Akupunktur herabgesetzt. Zusätzlich ist es möglich, ein vorhandenes Störfeld, wie es zum Beispiel das Sinubronchiale Syndrom darstellt, zu sanieren.

cc. "Exercise induced":

Das Anstrengungsasthma wird durch die Zunahme der Leistungsfähigkeit und durch die spasmolytische Wirkung der Akupunktur beeinflußt.

dd. Psychische Belastungen:

Da psychsomatische Erkrankungen eine Domäne der Akupunkturtherapie darstellen, ist diese Form, das psychogen verursachte Asthma bronchiale, der Akupunktur am besten zugänglich.

c. Chronische Bronchitis:

Die chronische Bronchitis ist gekennzeichnet durch rezidivierenden Husten mit Auswurf für die Dauer von jährlich mindestens drei Monaten in zwei aufeinanderfolgenden Jahren.

Die Akupunkturtherapie bewirkt einerseits die Umstellung der Fehlatmung zur Normalatmung, anderseits durch Schleimhautwirksamkeit eine Bekämpfung der Entzündung mit Abnahme der Sekretmenge. Es resultiert eine Verbesserung des Allgemeinzustandes und häufig ein besseres Ansprechen auf Medikamente bzw. deren Einsparung.

Durch Akupunkturtherapie kann in vielen Fällen die Chronizität dieser Erkrankung vermindert und dadurch der Entwicklung eines Emphysems entgegengewirkt werden. Natürlich kann ein Therapieerfolg nur dann gegeben sein, wenn das auslösende Agens der Erkrankung, in diesen Fällen meist das Rauchen, gemieden wird.

d. Emphysem:

Das Emphysem stellt eine irreversible Erweiterung der alveolentragenden Lufträume dar. Gemäß dieser Definition kann es durch Akupunktur nur zur subjektiven Verbesserung über die Wirkung auf die Atemmuskulatur kommen. Bestehen jedoch wechselnde Atembeschwerden als Ursache einer zusätzlichen reversiblen Obstruktion, werden die Therapieerfolge größer sein.

Ein Emphysem mit einer Globalinsuffizienz stellt eine Kontraindikation für Akupunktur dar: Hier besteht die Gefahr des Auslösens eines Rechtsherzversagens.

e. Vertebro-pulmonales Syndrom:

Chronische Lungenerkankungen führen über viscero-vertebrale Reflexe zu Blockierungen des cervico-thorakalen Überganges, der costo-transversalen Gelenke sowie zur Skoliose. Der Abbau dieser sekundär autonomisierten Störstelle ist mittels Akupunktur möglich. Die dabei erzielte Verminderung der Atemarbeit entlastet die gesamte Lungenfunktion.

7. Herz-Kreislauferkrankungen:

a. Funktionelle Herzbeschwerden:

Man versteht darunter Funktionsstörungen, die auf einer veränderten Ausgangs- und Reaktionslage der vegetativen Regulation beruhen. Folge solcher Störungen kann eine Leistungsschwäche des Gesamtorganismus mit ausgeprägten Befindensstörungen sein.

Die Verordnung von herzwirksamen Medikamenten führt bei funktionellen kardiovaskulären Beschwerden iatrogen zur Fixierung der Symptomatik: spätestens ab diesem Zeitpunkt ist der Patient überzeugt, an einer organischen Herzerkrankung zu leiden, ist ängstlicher und vermeidet jede körperliche Belastung. Bei einem hohen Prozentsatz kommt es in den folgenden Jahren zu einer echten organischen Herzerkrankung.

Da dieses Krankheitsbild durch funktionelle reversible Zustände geprägt wird, stellt es eine Domäne der Akupunkturtherapie dar.

b. Rhythmusstörungen:

Studien mittels Holter-EKG's zeigen, daß bei ca. 40% aller gesunder Menschen supraventrikuläre und auch ventrikuläre **Extrasystolen** auftreten, die von den meisten Patienten nicht wahrgenommen werden. Sensible können aber jede Extrasystole wie einen Keulenschlag verspüren, werden dadurch extrem beunruhigt, verängstigt und in ihrem Gesamtbefinden deutlich gestört. Obwohl eine Akupunkturtherapie nicht in allen Fällen die Häufigkeit von Extrasystolen signifikant reduziert, wird durch die Verbesserung des Gesamtbefindens die Perzeptionsschwelle erhöht und werden die Extrasystolen entweder nicht mehr verspürt oder zumindest nicht mehr als unangenehm oder beängstigend empfunden.

Bei Neigung zu rascherem Puls und **paroxysmalen Tachycardien** ist Akupunktur indiziert, vorausgesetzt, daß alle organischen Ursachen wie eine Hyperthyreose oder ein Herdgeschehen ausgeschlossen wurden. Bei Vorliegen eines Herdes ermöglicht erst die Sanierung das Ansprechen eines sekundär autonomisierten Geschehens auf Akupunkturtherapie.

c. Blutdruckregulationsstörungen:

Die Hypertonie stellt eines der wichtigsten medizinischen Probleme der Präventivmedizin dar. Man weiß heute, daß auch Patienten mit Grenzwerthypertonie (borderline-hypertension) ein erhöhtes kardiovaskuläres Risiko haben. Zahlreiche Studien belegen die positive Wirkung einer Hochdruckbehandlung auf die Abnahme der Häufigkeit von Koronarerkrankungen und Myocardinfarkt.

Die Forschungen der letzten Jahre beweisen, daß ein Wirkprinzip der Akupunktur auf der Ebene des zentralen Nervensystems zu suchen ist. Durch Akupunktur wird der Tonus des sympathischen Nervensystems zielgerecht verändert, endorphine Mechanismen spielen dabei eine wesentliche Rolle. Ein weiterer Mechanismus liegt in der Ausschüttung des "vasoaktiven intestinalen Polypeptids" und seiner direkten Wirkung auf die Gefäßmuskelzelle.

Der Erfolg einer Akupunkturtherapie, speziell bei jüngeren Patienten, darf nicht nach dem Ruheblutdruck, sondern nur durch eine Ergometrie beurteilt werden. In jedem Einzelfall muß kritisch abgewogen werden, ob Akupunktur alleine ausreichend ist oder mit einer medikamentösen Behandlung kombiniert werden muß.

Während bei der Hypertonie subjektive Beschwerden oft erst sehr spät auftreten, meist durch bereits vorhandene Sekundärschäden, stehen bei der Hypotonie subjektive Störungen im Vordergrund. Mit Akupunktur gelingt es einerseits, die Blutdruckwerte sowohl in Ruhe als auch bei Belastung deutlich anzuheben. Anderseits ist es möglich, alle Befindensstörungen positiv zu beeinflussen.

d. Kardiovertebrales Syndrom:

Im Gegensatz zu Neuralgien und von der Wirbelsäule ausgehenden Schmerzen liegt hier primär eine kardiale Erkrankung vor, in den meisten Fällen eine koronare Herzkrankheit oder ein Zustand nach Myocardinfarkt, die durch gesteigerte nozizeptive Impulse in das entsprechende Segment zur Irritation des Achsenorgans führt.

Selbstverständlich stellt der Ort der Funktionsstörung, in diesem Fall das Herz, den Hauptansatzpunkt für jede Therapie dar. Anderseits kann aber auch auf anderen Wegen ein Reizabbau im Segment erzielt werden.

Neben der medikamentösen Therapie der Grunderkrankung kommt die Akupunktur als Komplementärmethode zum Abbau des Circulus vitiosus im Rahmen des segmentreflektorischen Geschehens zum Einsatz.

e. Roemheld-Syndrom:

Unter Roemheld-Syndrom versteht man Herzbeschwerden wie Tachycardien, Extrasystolen, Oppressionsgefühl oder präkardialen Schmerz, verursacht durch Zwerchfellhochstand infolge eines ausgeprägten Meteorismus. Die Erfolge der Akupunktur sind denen einer herkömmlichen medikamentösen Therapie weit überlegen. Der wichtigste Punkt ist B 17: BERGSMANN konnte seine sofortige Wirkung auf die Zwerchfellbewegung durch Röntgen und Spirometrie bestätigen.

Bessere Zwerchfellbeweglichkeit bedingt bessere Zirkulation, bessere Verdauung, kurzum eine Beeinflussung beider Komponenten des Roemheld-Syndroms, der kardialen und der gastrointestinalen Komponente.

f. Arterielle Durchblutungsstörungen:

Durch die Fortschritte der Angioplastie und Gefäßchirurgie haben sich die Indikationen der Akupunktur grundlegend geändert. Es gibt heute kaum noch Gefäßveränderungen, die chirurgisch nicht mehr zu behandeln sind. Akupunkturtherapie wird deshalb nur angewendet, wenn ein invasives Vorgehen noch nicht indiziert ist oder aber nach einem Eingriff zur rascheren Rehabilitation. Der Wirkungsmechanismus der Akupunktur liegt einerseits auf zentraler Ebene, anderseits kann peripher ein Anstieg des vasoaktiven intestinalen Polypeptides festgestellt werden: Dadurch kommt es zur Gefäßdilatation. Ein weiterer wesentlicher Faktor ist die Ausbildung von Kollateralen.

Beim Ulcus cruris arteriosum führt, wie schon bei der Beschreibung der verschiedenen Methoden erwähnt, die flächenhafte Bestrahlung des Ulcus mittels eines Lasergerätes zusätzlich zur Nadelung zu einer deutlich beschleunigten Abheilung.

g. Venöse Zirkulationsstörungen:

Eine dankbare Indikation stellen der Varizenschmerz sowie vor allem nächtliche Schmerzen und Krämpfe dar: Mit dem Hauptpunkt für dieses Geschehen, dem Punkt

MP 5, gelingt es oft spontan, Schmerz- und Beschwerdefreiheit zu erzielen. Die Krampfadern selbst können nicht verringert oder verkleinert werden, sehr wohl aber das häufig begleitende Ödem.

Beim Ulcus cruris venosum kommt es durch die Kombination der wöchentlichen Nadeltherapie mit lokaler Laserbestrahlung und nachfolgendem Fischerverband zu eindrucksvollen Heilungsergebnissen.

8. Gastrointestinale Erkrankungen:

Nach gastroskopischer Diagnosestellung und damit Ausschluß eines malignen Geschehens können sowohl **Gastritis, Ulcera ventriculi** als auch **Ulcera duodeni** mittels Akupunktur therapiert werden. Am Beginn dieser Therapie werden zusätzlich Antacida verordnet: Die Dosierung entsprechend der Schmerzen ist dem Patienten freigestellt. Es kommt zu einer rascheren Schmerzfreiheit als bei anderen Therapieformen und damit zur Abnahme des Antacidaverbrauches. Die Abheilungsgeschwindigkeit bei Ulcera ventriculi entspricht der bei älteren Therapieformen, beim Ulcus duodeni kann Akupunktur jedoch mit neueren Therapieformen wie mit Cimetidin und Ranitidin nicht Schritt halten.

Die viral bedingte **akute Enteritis** gelangt in unseren Breiten selten zur Akupunkturtherapie, stellt dafür aber eine umso dankbarere Indikation dar: Durch Normalisierung der Hypermotilität, Spasmolyse sowie Wirkung auf die Schleimhäute kommt es zu einer raschen Beschwerdefreiheit.

Akute Stadien einer **Colitis ulcerosa** und eines **M. Crohn** stellen keine Indikation für Akupunktur dar. Akupunktur soll erst im subakuten Stadium begonnen werden und ist in jedem Fall eine Kombinationstherapie. Sie führt zu einer rascheren Abnahme der Symptomatik und zu einer Reduktion des Medikamentenverbrauches. Im chronischen Stadium gelangt Akupunktur oft als alleinige Methode zur Anwendung, da - und das ist vor allem für den M. Crohn erwiesen - hier eine medikamentöse Therapie meist keinerlei Effekt zeigt. Durch Akupunktur gelingt es, das beschwerdefreie Intervall zu verlängern und oft ein Rezidiv zu verhindern.

Bei der **Colica mucosa**, einem funktionellen Krankheitsbild, sollte der Akupunkturtherapie der Vorzug gegenüber allen anderen Therapiemethoden gegeben werden.

Das **Roemheld-Syndrom** wurde bereits bei den Herz-Kreislauferkrankungen besprochen (siehe S. 32).

Der **Singultus** läßt sich durch Akupunktur sehr gut und rasch beeinflussen. Selbst der postoperative Singultus, der medikamentös nur schwer behandelbar ist, spricht auf Akupunktur sehr gut an.

Ähnliches gilt für die **Hyperemesis gravidarum**: Gerade in der Schwangerschaft scheut man sich vor jeder medikamentösen Therapie. Akupunktur kann ohne Risiko mit ausgezeichnetem Erfolg eingesetzt werden.

Bei **Obstipation** kommt Akupunktur nur unterstützend neben Diät, Bewegungstherapie und vielen anderen Maßnahmen zur Anwendung.

9. Urogenitale Erkrankungen, hormonelle Störungen:

Die **Reizblase** mit den typischen Beschwerden wie Dysurie und Pollakisurie ohne Vorliegen eines Harnwegsinfektes spricht ausgezeichnet auf Akupunkturtherapie an: Der Effekt beruht auf der spasmolytischen und psychischen Wirksamkeit der Akupunktur.

Dieselben Wirkeffekte sind für die **Enuresis nocturna** entscheidend. Akupunktur sollte in jedem Fall einer üblichen Therapie mit Psychopharmaka wie Tofranil o.ä. vorgezogen werden.

Bei der akuten **Adnexitis** werden Antibiotika und Antiphlogistika kombiniert mit Akupunktur eingesetzt. Ein rascherer Therapieeffekt sowie die Verhinderung einer Adnexopathie sind die Folge. Die Beschwerden der Adnexopathie sind durch Akupunktur gut beeinflußbar.

Bei Beschwerdebildern wie **Dysmenorrhoe** und **Amenorrhoe** steht neben Spasmolyse und Schleimhauteffekten vor allem die hormonelle Wirkung im Vordergrund. Für junge Mädchen oder Frauen, bei denen eine Hormontherapie nicht erwünscht ist, stellt Akupunktur eine Alternativmethode dar.

Die Beschwerden des **Klimakteriums** wie Hitzewallungen, vegetative und psychische Störungen, die durch Fehlregulation der endokrinen Drüsen bzw. durch gesteigerte Sympathikusaktivität verursacht werden, können mittels Akupunkturtherapie gemildert werden.

Die Akupunkturtherapie zur **Geburtserleichterung** sollte ca. 1 Monat vor dem errechneten Geburtstermin beginnen. Die Austreibungsphase wird um 30 - 40% verkürzt: Diese Verkürzung beruht auf einer Verbesserung des Kontraktionsablaufes des Uterus.

Die sogenannte **Prostatitis** ohne Erregernachweis ist für die schulmedizinische Therapie eine Crux. Die Erfolgsquote nach Nadelung hingegen ist bedeutend höher und beruht neben einem lokalen Effekt auf Durchblutung und Spasmolyse vor allem auf der pyschischen Wirkung.

Untersuchungen an der urologischen Ambulanz der Wiener Poliklinik ergaben, daß in 90% von Patienten mit **Potenzstörungen** Pathomorphologien wie venöse Lecks oder Durchblutungsstörungen vorliegen. Die Indikation zur Akupunktur muß deshalb besonders streng gestellt werden. Die begleitende psychische Komponente, die praktisch immer zu beobachten ist und auch nach operativer Korrektur weiterbesteht, kann durch Akupunktur besser als mit Psychopharmaka behandelt werden, da diese sehr häufig negative Wirkungen auf die Potenz zeigen.

Über die Akupunkturbehandlung der **Subfertilität** liegen zahlreiche gut dokumentierte Studien vor: Statistisch signifikant ist die Zunahme der Spermiendichte sowie die Verbesserung der Motilität.

10. Hauterkrankungen:

Die Haut stellt die Endplatte des vegetativen Systems dar. Viele Hauterkrankungen sind Folge einer Neurodystonie, bei der die Hautreizschwelle herabgesetzt ist. Somit kommt der Akupunktur durch die Erhöhung der Reizschwelle für Ganzheitsreaktionen bei der Therapie von Hauterkrankungen große Bedeutung zu.

Der akute **Herpes zoster** stellt eine ausgezeichnete Indikation für Akupunktur dar, wenn frühzeitig, das heißt innerhalb der ersten zwei Tage, mit der Therapie begonnen wird. Das Ergebnis einer Studie bei akutem Herpes zoster bei 250 Risikopatienten zeigt:

1. Der Verlauf ist milder und kürzer.
2. Die Schmerzdauer ist auf 6 - 9 Tage reduziert.
3. Die Inzidenz der Postzosterneuralgie sinkt von 30% bei Risikopatienten auf 0%!
4. Der Verbrauch von Analgetika wird vermindert.

Die Erfolge der Therapie der **Zosterneuralgie** sind abhängig vom Therapiebeginn. Je länger die Neuralgie besteht, desto geringer die Erfolge.

Ekzem und **Neurodermitis**: Der Stellenwert der Akupunkturtherapie bei diesen Erkrankungsbildern ist der einer komplementären Maßnahme. Es kommt zur Einsparung der Corticoide, die Intervalle zwischen den einzelnen Schüben sind verlängert, und die psychische Komponente kann hervorragend therapiert werden.

Die **Akne**therapie mittels Akupunktur ist erfolgsversprechend durch die psychische, entzündungshemmende, hormonelle und durchblutungsfördernde Wirkung. Bewährt hat sich die gleichzeitige Laserbestrahlung akuter Effloreszenzen.

11. Neurologische Erkrankungen:

Bei der Behandlung von **Neuralgien** bestehen fließende Übergänge zu orthopädischen Krankheitsbildern wie Cervikalsyndrom, Lumbalgie usw. Unter der meist üblichen medikamentösen Therapie mit hochpotenten Antirheumatika werden immer häufiger gastrointestinale Nebenwirkungen wie Ulcusblutungen, aber auch Leukopenien beobachtet. In diesen Fällen stellt Akupunktur oft die einzig mögliche Alternative dar. Da am Beginn einer Therapie Antirheumatika eine raschere Wirkung als Akupunktur entfalten, bewährt es sich, in den ersten Tagen die Akupunktur mit einer leichten Antirheumatikatherapie zu unterstützen.

Durchtrennung peripherer Nerven stellt eine Kontraindikation für Akupunktur dar. Bei apoplektischen Insulten ist der Therapieerfolg vom Zeitpunkt des Behandlungsbeginnes abhängig.

Der Effekt einer frühzeitigen **Insult**therapie mit Akupunktur konnte mittels computerisiertem EEG nachgewiesen werden: Im Vergleich zu einer unbehandelten Gruppe kommt es zu Aktivitätsänderungen im betroffenen Hirnareal, klinisch ist die Entwicklung der Spastizität geringer, die Rückbildungstendenz der Parese deutlich beschleunigt.

Auch die periphere idiopathische **Facialisparese** spricht umso besser auf die Therapie an, je frühzeitiger mit der Akupunktur begonnen wird.

Der **Phantomschmerz** wird durch mehrere Faktoren verursacht: Durch sensorische Eingangsreize, durch Funktionsstörungen im sympathischen Nervensystem, die eine verminderte Durchblutung bedingen, und durch psychische Streßsituationen. Die Stoffwechsel- und Durchblutungsstörung im Stumpfbereich sowie die psychische Komponente lassen sich durch Akupunkturtherapie gut beeinflussen.

Kontraindikationen:

Die Akupunkturtherapie ist kontraindiziert bei:

1. Neurosen, endogenen Depressionen und Schizophrenien,
2. Erkrankungen, die durch Avitaminosen, durch Mangel an Spurenelementen, durch Hormonmangelzustände oder das Fehlen inkretorischer Drüsen bedingt sind,
3. genuiner Epilepsie,
4. multipler Sklerose, Autoimmunerkrankungen sowie chronischer Polyarthritis im akuten Schub,
5. Karzinomen,
6. chronisch-irreversiblen Zuständen wie Schrumpfniere oder Leberzirrhose, Tuberkulose,
7. Zoonosen und Erkrankungen durch Parasiten wie Toxoplasmen, Lamblien und dergleichen,
8. akuten chirurgischen Fällen,
9. Morphinisten.
10. Patienten, die unter einer gerinnungshemmenden Therapie stehen. Diese dürfen nicht mit tiefer Nadeltechnik behandelt werden.

Meridiane

Es werden zwei Gruppen von Meridianen unterschieden: 12 Hauptmeridiane und 8 außergewöhnliche Meridiane ("Wundermeridiane" oder auch "außergewöhnliche Gefäße"). Sie bilden ein Netzwerk, das oberflächliche und tiefe Regionen des Körpers verbindet und somit einen Träger der Gesamtregulation darstellt.

1. Hauptmeridiane:

Die Hauptmeridiane entsprechen Verbindungslinien all jener Punkte, die therapeutisch ähnliche Wirkung haben. Sie teilen die Körperoberfläche in Längsstreifen. Es gibt 12 symmetrisch verlaufende Meridiane, wobei jeweils 4 aufeinanderfolgende einen Energiekreislauf bilden. Ein Yin- und ein Yang-Meridian stehen zueinander in einem gekoppelten Verhältnis und sind Teil eines Funktionskreises. Innerhalb eines solchen Regelkreises gibt es ständige Wechselwirkungen, ein ständiges Ausgleichen und Gegenregulieren.

YIN-MERIDIANE	YANG-MERIDIANE
Herz	Dünndarm
Niere	Blase
Kreislauf-Sex.	3-facher Erwärmer
Leber	Gallenblase
Lunge	Dickdarm
Milz-Pankreas	Magen

Abb. 1

Sie entsprechen in ihrem Verlauf über weite Strecken hin der Lokalisation von Arterien, Venen, Lymphgefäßen, Gefäßnerven, vegetativen und sensiblen Nerven. Im Gegensatz zum Akupunkturpunkt gibt es jedoch für den Meridian kein anatomisch-histologisches Korrelat.

10 Meridianen ist ein inneres Organ zugeordnet, wobei 5 Organe dem Yin entsprechen und als Speicherorgane bezeichnet werden, 5 Organe dem Yang entsprechen und als Hohlorgane bezeichnet werden. 2 Meridiane werden als "funktionelle" Meridiane bezeichnet, ihnen ist kein Organ zugeordnet. Die Aufgabe der Voll- oder Speicherorgane ist es, lebenswichtige Substanzen zu bilden oder zu speichern. Die Aufgabe der Hohlorgane ist die Nahrungsaufnahme, die Verdauung, Resorption und Ausscheidung von nicht verwertbaren Substanzen. Die Funktion aller innerer Organe, die Reflexion ihrer Funktionen an der Körperoberfläche und all ihre Wechselbeziehungen und Wirkungen zu gekoppelten Meridianen werden im Funktionskreis erfaßt.

Im Bereich der Extremitäten verlaufen alle Yin-Meridiane an der Innenseite, die Yang-Meridiane an der Außenseite. Dadurch entsteht eine Aufgliederung in 6 Längsstreifen: Abb. 2 zeigt Querschnitte durch obere und untere Extremitäten und die Zugehörigkeit der einzelnen Abschnitte zu den verschiedenen Meridianen.

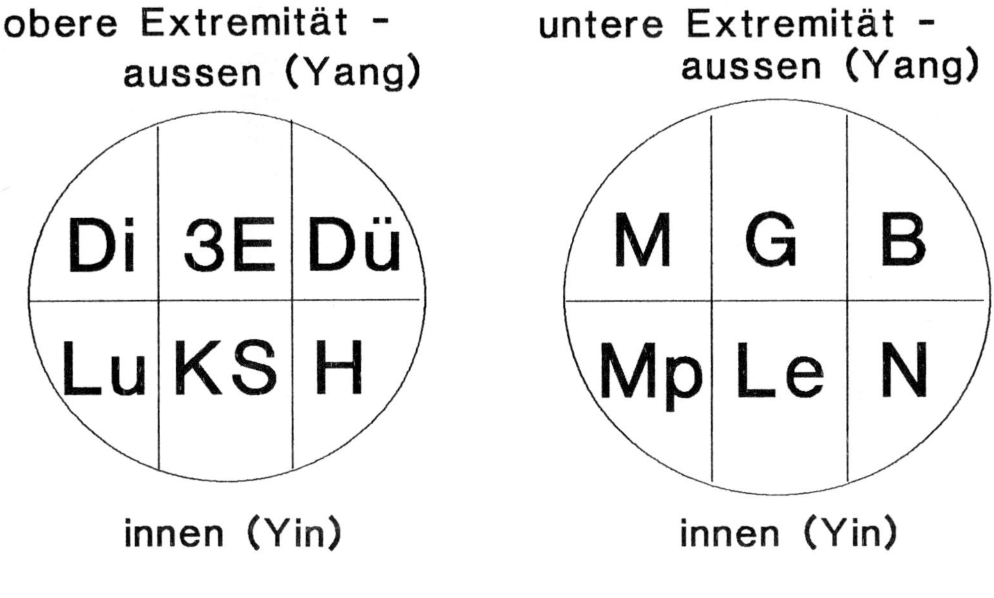

Abb. 2

2. Außergewöhnliche Gefäße:

Die 8 außergewöhnlichen Gefäße, auch "Wundermeridiane" genannt, dienen der Regulation aller Funktionen der 12 Hauptmeridiane. In der Tradition wird ihre große Bedeutung dadurch erklärt, daß sie Zubringer und Verteiler von konstitutionell in verschiedenem Maße vorhandener Reserveenergie darstellen.

Zum Unterschied von den Hauptmeridianen werden ihnen keine inneren Organe zugezählt, sie besitzen auch, außer dem Konzeptions- und dem Lenkergefäß, keine eigenen Punkte. Da sie sich über weite Körperareale erstrecken und Punkte mehrerer Meridiane verbinden, zeigen sie ein großes Wirkspektrum und eine breite Indikationspalette.

Ihre Aktivierung erfolgt durch Nadelung der zugehörigen Kardinalpunkte (siehe später).

Indikationen zur Verwendung der außergewöhnlichen Gefäße stellen chronische Erkrankungen und psychosomatische Zustandsbilder mit einer Vielfalt von Symptomen dar. Da in diesen Fällen immer mehrere Funktionskreise gestört sind, wären zur Erzielung einer Regulation und des Gleichgewichtszustandes im System eine große Anzahl von Nadeln erforderlich. Durch den Einsatz von außergewöhnlichen Gefäßen gelingt es mit wenigen Nadeln, die Homöostase wiederherzustellen.

Funktionskreise

1. Definition, Bedeutung als Regulationsträger:

Funktionskreise stellen ein wichtiges Ordnungssystem des Organismus dar: Sie sind selbststeuernd, stabilisierend und bewirken die Regulation des ganzen Systems. Jeder Funktionskreis erfaßt die Einheit von Körper und Seele in all ihren Funktionen, beinhaltet alle Verbindungen und Zusammenhänge zwischen den inneren Organen, ihre Wechselwirkung zur Körperoberfläche und den dort subjektiv und objektiv wahrnehmbaren Veränderungen, die durch die Funktion, aber auch durch Fehlfunktionen entstehen. Die inneren Organe werden in der Akupunktur als Funktionsträger und nicht als anatomisch-histologische Substrate verstanden.

Jeweils ein Yin- und ein Yang-Meridian stehen zueinander in einem gekoppelten Verhältnis und bilden gemeinsam einen Funktionskreis. Innerhalb des Funktionskreises gibt es andauernde Wechselwirkungen, ein ständiges Ausgleichen und Gegenregulieren.

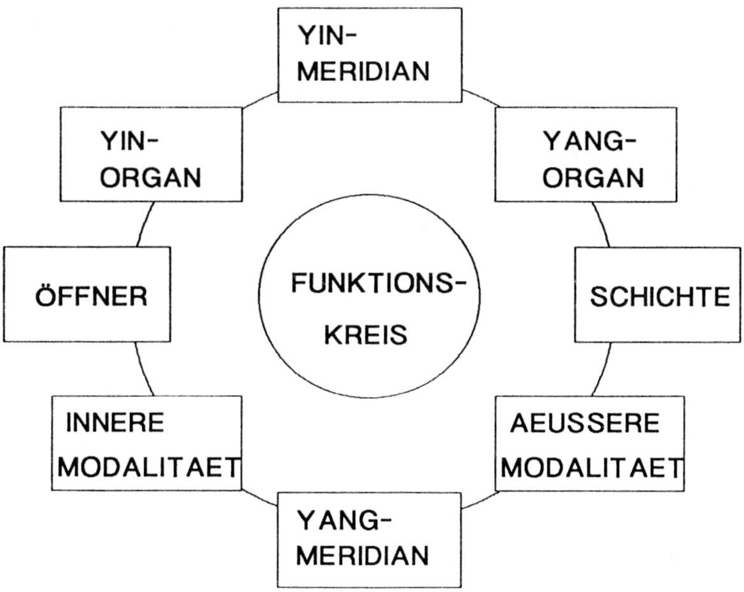

Abb. 3

Die traditionelle chinesische Medizin kennt 5 Funktionskreise:

1. Funktionskreis Herz - Dünndarm
2. Funktionskreis Niere - Blase
3. Funktionskreis Leber - Gallenblase
4. Funktionskreis Lunge - Dickdarm
5. Funktionskreis Milz-Pankreas - Magen

Diese Funktionskreise stellen Regulationssysteme dar, die zum einen kybernetisch interpretierbare Merkmale eines Regelkreises, zum anderen übereinstimmende Inhalte mit den überlieferten 5 Elementen der klassischen Akupunktur aufweisen. Über die Bedeutung des 6. Funktionskreises, über die gekoppelten Meridiane Kreislauf-Sexualität - Dreifacher Erwärmer, wird in einem späteren Kapitel berichtet.

Einem Funktionskreis werden zugeordnet:

1. ein Yin- und ein Yang-Meridian,
2. ein Yin- und ein Yang-Organ,
3. die Funktion des Organs,
4. die Funktion des zugeordneten (gekoppelten) Organs,
5. die Reflexion der Organe an die Körperoberfläche, schulmedizinisch durch den segmentreflektorischen Komplex und vegetativ-reflektorische Krankheitszeichen erklärbar,
6. die Beziehung zu einer spezifischen Gewebsschichte,
7. eine Körperöffnung,
8. ein äußerer Faktor und
9. ein innerer Faktor.

In der traditionellen chinesischen Medizin werden die Funktionskreise noch umfassender gesehen: Es werden ihnen Jahreszeiten, 5 Elemente, Farben, Himmelsrichtungen und Geschmacksempfindungen zugezählt. Bei den Jahreszeiten und den äußeren Modalitäten gibt es teilweise leicht merkbare Übereinstimmung: Z.B. Kälte und Winter, Hitze und Sommer. Ähnliches gilt für die Farben: Grün ist der Leber zugeordnet, die Leber aber dem Holz und das Holz dem Frühling, dem Entstehenden, oder Rot dem Feuer, dem Herzen, der Hitze und dem Sommer. Weiters gibt es Zuordnungen zu Geschmacksempfindungen, die Aufschluß über Irritationen im Bereich des Funktionskreises geben. Zuletzt werden Aromata beschrieben, die für die Rezeptur der alten chinesischen Pharmaka bedeutsam sind.

ad 1 - Meridian: Ein Yin- und ein Yang-Meridian, die in einem gekoppelten Verhältnis stehen, bilden das Grundgerüst eines Funktionskreises. Bei jeder Erkrankung sollen die wichtigsten Abschnitte des äußeren Verlaufs des betroffenen Meridians palpiert werden: Der betroffene Meridian ist der, der über den Ort der Erkrankung zieht. Er kann durch Schmerzen im Meridianverlauf, durch typische Funktions- oder Bewegungseinschränkungen, durch Hautveränderungen, durch Myogelosen oder Muskelhartspann identifiziert und diagnostiziert werden.

Neben dem äußeren Meridianverlauf gibt es auch einen inneren: Dieser trägt keine Punkte, gibt aber an, welche Regionen über den zugehörigen Meridian zusätzlich therapeutisch beeinflußt werden können.

ad 2 - Organ: Die traditionelle chinesische Medizin kennt 5 Voll- oder Speicherorgane, die der Bildung und der Speicherung lebenswichtiger Substanzen dienen, und 5 Hohlorgane oder Sammler, die der Aufnahme, der Aufspaltung und der Ausscheidung von Substanzen dienen. Jedes Organ hat zwei Stunden der Maximal- beziehungsweise zwei Stunden der Minimalzeit seiner Funktion. Das entspricht den Erkenntnissen der Schulmedizin über den zirkadianen Rhythmus: Gallenkoliken treten typischerweise in der Nacht auf (Maximalzeit des Gallenblasenmeridians 0 - 2 Uhr), Asthmaanfälle in den frühen Morgenstunden (Maximalzeit des Lungenmeridians 4 - 6 Uhr)

ad 3 - Organfunktion: Da in der Akupunktur die Organe nicht als anatomisch-histologische Substrat sondern als Funktionsträger verstanden werden, ist die Definition ihrer Funktion entscheidend: Die Kreislauffunktion ist ein Teilaspekt des Funktionskreises Herz-Dünndarm, die Ausscheidung ein Teilaspekt des Funktionskreises Niere-Blase, die chemische Steuerung des Stoffwechsels ein Teilaspekt des Funktionskreises Leber-Gallenblase, die Atmung ein Teilaspekt des Funktionskreises Lunge-Dickdarm und die Stoff- und Energieaufnahme ein Teilaspekt des Funktionskreises Milz-Pankreas-Magen.

ad 4 - Funktion des gekoppelten Organs: Diese wird immer gemeinsam im Funktionskreis beschrieben.

ad 5 - Organreflexion: Head und MacKenzie verdanken wir die Kenntnis über die segmentale Gliederung des Organismus.

Head beschrieb die nach ihm benannten Hautzonen (Dermatome), die über viscerocutane Reflexe bei Erkrankungen innerer Organe irritiert werden und eine Hyperalgesie zeigen ("referred pain"). Nach MacKenzie sind die Muskelzonen (Myotome) benannt, in die ebenso über ein Reflexgeschehen in einem Spinalsegment Schmerzen bei inneren Organerkrankungen projiziert werden.

Dieses Reflexgeschehen kann sowohl viscero-cutan als auch cuti-visceral ablaufen. Bergsmann und Eder prägten dafür den Begriff des segmentreflektorischen Komplexes. Damit werden die regulationsaktiven Strukturen eines Segmentes beschrieben. In diesem stehen alle Substrate untereinander in Verbindung: Innere Organe, Nerven, Gefäße, Muskulatur und Haut. Die segmentale Ordnung wird durch die vertikale Vermaschung überschritten. Das bedeutet, daß Erkrankungen und Funktionsstörungen eines Organes somit alle Funktionen des betroffenen Segments aber auch angrenzende Segmente und zentrale Regulationszentren betreffen können. Der segmentreflektorische Komplex kann deshalb auch als das Sklero-Neuro-Angio-Myo-Dermatom bezeichnet werden. Zu beachten ist, daß cervikale und thorakale Segmente scheibenförmig, die übrigen Segmente streifenförmig angeordnet sind.

Ein Funktionskreis, der die Funktion aller inneren Organe, die Reflexion ihrer Funktionen an der Körperoberfläche und all ihre Wechselbeziehungen und Wirkungen zum gekoppelten Meridian erfaßt, kann schulmedizinisch durch die Kenntnis der Dermatome, der Myotome und über das Regulationssystem des segmentreflektorischen Komplexes erklärt werden.

ad 6 - Spezifisches Gewebe: Jedem Funktionskreis ist eine bestimmte Schichte zugeordnet. Zum Funktionskreis Herz-Dünndarm gehört die Subcutis, zu Niere-Blase der Knochen, zu Leber-Gallenblase die Sehnen, zu Lunge-Dickdarm die Haut und zu Milz-Pankreas-Magen die Muskulatur und das Bindegewebe. Die nähere funktionelle Bedeutung dieser Schichten wird bei den einzelnen Funktionskreisen näher besprochen.

ad 7 - Öffner: Darunter versteht man ein Sinnesorgan oder eine Körperöffnung, die mit einem Funktionskreis in enger Verbindung steht. Der Öffner ermöglicht, mit der Außenwelt in Kontakt zu treten, sie zu erschließen und sich derselben bewußt zu werden. Erkrankungen, die den Funktionskreis betreffen, bewirken sehr oft Veränderungen im Bereich des entsprechenden Öffners. Dem Funktionskreis Herz-Dünndarm ist die Zunge, dem Funktionskreis Niere-Blase das Ohr, Leber-Gallenblase das Auge, Lunge-Dickdarm die Nase und Milz-Pankreas-Magen der Mund zugeordnet.

ad 8 - Äußerer Faktor: Darunter versteht man einerseits Umwelteinflüsse wie Kälte, Wärme, Feuchtigkeit, Trockenheit oder Wind, die eine Erkrankung bewirken oder bestehende Beschwerden verstärken können. Anderseits zählen aber auch subjektive Empfindungen von Kälte, Wärme, Feuchtigkeit oder Trockenheit zu den äußeren Faktoren.

So versteht man unter dem Faktor "Wind" Schmerzen oder Beschwerden, die anfallsartig und wellenförmig auftreten.

Die Entstehung einer Erkrankung ist abhängig von der Intensität und der Dauer der Einwirkung des äußeren Faktors und der Ausgangslage des Patienten.

ad 9 - Innere Modalität: Es handelt sich hier um psychische Faktoren, die ebenso wie bei der äußeren Modalität Erkrankungen auslösen oder bestehende Beschwerden verschlechtern können. Außer beim Funktionskreis Herz-Dünndarm ("Freude") drükken die inneren Modalitäten eher eine dysharmonische Verhaltensform aus (Angst, Zorn, Trauer und Sorge). Daher wird beim Konstitutionstyp der regelrechte psychische Aspekt in den Vordergrund gestellt und genau definiert. Übermaß oder aber auch Unterdrückung dieser Gemütslage bewirkt eine Funktionsstörung des zugehörigen Organs, also eine psychosomatische Erkrankung.

Übersteigerte Emotionen können sehr häufig zu vegetativen Störungen führen, wie z.B. zu Hyperventilationssyndromen, zu Tachycardien usw. Organische Erkrankungen können ihrerseits wieder bestimmte Gemütslagen bedingen. Psychische Störungen, die zu Schmerzen in dem einem Organ zugeordneten Segment führen, können somit somatopsychisch, d.h. von der Körperoberfläche her, beeinflußt und geheilt werden.

Jede krankhafte Veränderung von auch nur einem Bestandteil eines Funktionskreises schließt nach diesem klassisch-chinesischen Denkmodell die Möglichkeit einer Störung des gesamten Funktionskreises ein, die folgende Auswirkungen haben kann: Schmerzen oder sichtbare Veränderungen in den zugeordneten Segmenten der Körperoberfläche, die mit dem inneren Organ in wechselseitiger Beziehung stehen, Störung der Funktion des inneren Yin-Organs im physiologischen und altchinesischen Sinne, Störungen im zugeordneten Yang-Hohlorgan, Schmerzen oder sichtbare Veränderungen in einer der 5 Schichten der Körperoberfläche, Störung einer Sinnesfunktion (Veränderung an Zunge, Mund, Nase, Auge oder Ohr), Auftreten bestimmter subjektiver Empfindungen, die klimatischen Erscheinungen ähnlich sind, Vorherrschen einer typischen Gemütslage und Neigung zu bestimmten psychosomatischen Beschwerden.

2. Funktionskreis Herz-Dünndarm:

Der Funktionskreis besteht aus dem Herzmeridian und dem Dünndarm-Meridian. Die entsprechenden inneren Organe sind das Vollorgan Herz (Yin) und das Hohlorgan Dünndarm (Yang). Die zugeordnete Schichte bildet die Subcutis mit Gefäßen und Nerven. Der Öffner ist die Zunge, den Umweltfaktor stellt die Wärme, die Emotion oder die innere Modalität die Freude dar.

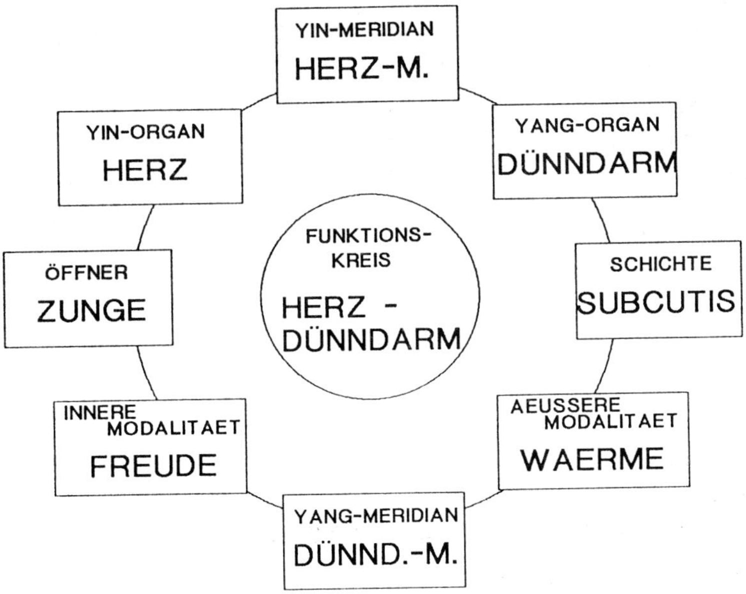

Abb. 4

Jener Patient, der dem Funktionskreis Herz-Dünndarm zugeordnet ist, ist vom **Konstitutionstyp** lebhaft, aktiv und dynamisch, jedoch auch sprunghaft, optimistisch, humorvoll und kontaktfreudig. Der Körperbau ist eher grazil und schlank, der Puls kräftig, die Gesichtsfarbe wirkt gesund. Wesentliche Merkmale sind eine lebhafte, ausdrucksvolle Gestik und Mimik, die Körpersprache weist auf die positive Einstellung zur Umwelt hin: Er oder sie repräsentiert den Managertyp. Weiters findet man gute Konzentrations- und Merkfähigkeit sowie Entschlußfreudigkeit. Da Menschen dieses Konstitutionstyps leistungsbewußt agieren und mit Erfolgen rechnen, neigen sie auch zur Hektik, zur Sprunghaftigkeit, die Sprache ist meist rasch und laut. Häufig treten Hypertonie und Tachykardie, Herz-Kreislauf-Erkrankungen sowie Schlafstörungen auf.

Generell wird das Funktionsbild durch die Kommunikation, die Ausstrahlung und die Identität des Individuums geprägt. Der geistige Aspekt überwiegt über den somatischen Aspekt.

Dem Funktionskreis sind folgende **Aufgaben** zugeordnet: Kreislaufregulation (das Herz als "Muskelpumpe"), Resorption von Nährstoffen (Dünndarmmeridian) sowie Verteilung über das Gefäßsystem, Steuerung von Gemütslagen und psychischen Eigenschaften. In der Tradition wird das Herz als der Herr der inneren Organe und aller Gemütslagen bezeichnet, es ist das Zentrum von Geist und von Seele, behütet und kontrolliert die Organe Niere, Leber und Milz-Pankreas, gleichzeitig aber wird es von diesen Organen unterstützt und genährt. Hier sieht man die Kommunikation und gegenseitige Abhängigkeit der einzelnen Organe und Funktionskreise, in deren Mitte das Herz steht. Das alles erklärt die breite Regulationsmöglichkeit des Funktionskreises Herz-Dünndarm. Ein intaktes vegetatives Nervensystem, ein ausgewogener Zustand im Bereich der Funktionskreise führt zur Harmonie, zur Ausgewogenheit und Gesundheit.

Der **Öffner** ist die **Zunge**. Die Bedeutung der Zunge liegt nicht im Geschmackssinn, sondern in ihrer Funktion als Sprechwerkzeug, als Kommunikationsmittel. Die Form der Sprache verleiht dem Menschen Ausdruck und Ausstrahlungskraft, zeigt seine Gemütslage: Der hektische Patient spricht schnell, ist unkonzentriert und fahrig in seiner Ausdrucksform, aber auch der freudig erregte Patient neigt zur schnellen Sprache und ist extrovertiert. So gilt die Sprache und die Sprachbegabung als eine Funktion des Yin-Organs Herz und zeigt die innige Verbindung zu allen Kreislauffunktionen.

Das spezifische Gewebe des Funktionskreises, die **Schichte**, entspricht der **Subcutis** mit Gefäßen und Nerven. Hier spielen sich die Kreislauffunktion, die Verteilung von Nährstoffen und nervöse Steuerungsmechanismen ab. Störungen des Funktionskreises führen deshalb häufig zu Kreislauffunktionsstörungen und psychischer Labilität.

Die **innere Modalität Freude** kann im Übermaß Erkrankungen im Funktionskreis auslösen bzw. zur Verschlechterung von bestehenden Störungen führen. Übersteigerte Freude führt zu Hektik und zu Schädigungen von Herz und Kreislauf. So findet man bei Patienten mit Herz-Kreislauf-Erkrankungen oft hektisches und hypomanisches Verhalten. Freude soll Ausdruck einer inneren Harmonie sein, sie soll Zufriedenheit, Ausgeglichenheit und innere Ruhe bewirken. Ruhe, Glück und Zufriedenheit bewirken Ausgeglichenheit und Harmonie zwischen den inneren Organen und eine optimale Abwehrleistung.

Die **äußere Modalität**, den Umweltfaktor stellt die **Wärme** dar. Das bedeutet, daß Wärme Beschwerden auslösen oder verschlechtern kann. Durch die Modalität Wärme sind eine Reihe von Symptomen charakterisiert, bei deren Auftreten Punkte des Funktionskreises Herz-Dünndarm indiziert sein können: Hitzende Beschwerden, Wallungen, Temperaturerhöhungen bei vegetativer Dystonie oder Hyperthyreose.

Wärme kann von außen auf den Organismus einwirken, sie kann aber auch Zeichen eines Schwächezustandes mit der entstehenden Empfindung von Hitze bzw. Temperaturerhöhung sein. Die Form der Therapie von Erkrankungen und Störungen im Funktionskreis Herz-Dünndarm müssen deshalb ableitende Maßnahmen darstellen, und das ist zumeist die Nadeltherapie. Kontraindiziert ist hier die Wärmeapplikation. Wichtig erscheint jedoch die genaue Differenzierung der möglichen Ursachen der Wärmeempfindung. Ist Wärme- oder Hitzegefühl durch Einwirkung von Zug oder Kälte entstanden, so wird therapeutisch Wärmeapplikation (Moxa) notwendig sein. Zumeist wird dann aber die Irritation im Bereich des Funktionskreises Niere-Blase liegen. Diese Erläuterung veranschaulicht die Individualität der Methode und zeigt, wie wichtig die Zuordnung einer Störung zu den entsprechenden Funktionskreisen ist.

Bei Erkrankungen im Funktionskreis Herz-Dünndarm treten Störungen der Dünndarmfunktion, des Gefäßsystems, des Herzens und häufig psychische Veränderungen auf. Es kommt zu Sprachschwierigkeiten, ev. zu Stottern, Konzentrationsstörungen, zu Erkrankungen mit Hitzegefühl, zu Entzündungen, zu Kopfschmerzen, bei denen der Patient das Gefühl eines heißen Kopfes verspürt. Er zeigt ein gerötetes Gesicht, klagt über Zungenbrennen und Durstgefühl und vermeidet Wärmeeinwirkungen. Die bestehende Affektlabilität bei Erkrankungen des Funktionskreises führt zum Erröten oder Erblassen, bewirkt Tachycardien bzw. Extrasystolie. Man beobachtet Hektik und hypomanisches Verhalten, psychisch bedingte Schweißausbrüche, schweißige Handflächen und Fußsohlen. Der Verlauf der Schweißtropfen im Bereich des inneren hinteren Drittels der oberen Extremität entspricht dem Verlauf des Herzmeridians.

Charakteristisch sind weiters Sprunghaftigkeit und Launenhaftigkeit, Hektik, Hyperaktivität und innere Unruhe sowie Schlafstörungen. Wenn der Patient einmal Schlaf findet, dann ist er jederzeit leicht erweckbar.

Die Aphasie im Rahmen eines apoplektischen Insultes wird ebenfalls dem Funktionskreis Herz-Dünndarm zugeordnet. Eine Kreislauffunktionsstörung kann eine Hypotonie bedingen, die bei Cerebralsklerose besonders verstärkend wirkt: Die Konzentrationsschwäche nimmt zu, psychische Veränderungen treten in den Vordergrund, angefangen von Affektlabilität bis zur lavierten Depression.

Der Schmerzort bei Störungen im Funktionskreis Herz-Dünndarm ist cervikal im Bereich des Musculus trapezius, der Schmerz selbst wird eher oberflächlich, stationär brennend und heftig pochend angegeben.

Zusammenfassend lassen sich die **Indikationen** der einzelnen Punkte der beiden Meridiane des Funktionskreises so darstellen: Hypotonie, Hypertonie, funktionell bedingte Tachycardie, Extrasystolie, Affektlabilität, Schlafstörungen, Sprachstörungen wie Stottern, postapoplektische Sprachstörungen, Störungen der Dünndarmfunktion, Schmerzen im Meridianverlauf.

3. Funktionskreis Niere-Blase:

Der Funktionskreis besteht aus dem Nierenmeridian und dem Blasenmeridian. Die entsprechenden inneren Organe sind das Vollorgan Niere (Yin) und das Hohlorgan Blase (Yang). Die dazugehörende Schichte ist der Knochen, die Körperöffnung das Ohr, den Umweltfaktor oder die äußere Modalität stellt die Kälte, die Emotion oder innere Modalität stellen Angst und Schreckhaftigkeit dar.

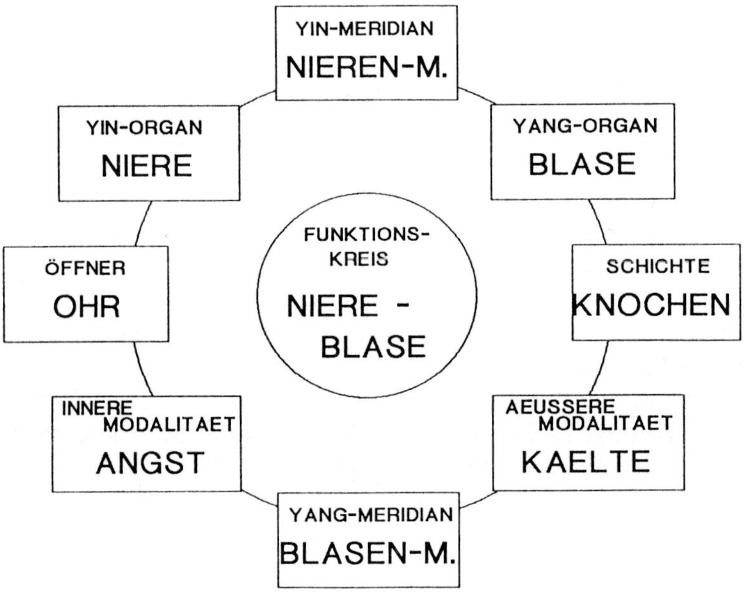

Abb. 5

Jener Patient, der dem Funktionskreis Niere-Blase zugeordnet wird, ist vom **Konstitutionstyp** her hager, er wirkt gebeugt, ist ruhig, spricht leise, ist ängstlich und kontaktarm, schutzsuchend, hat geringes Vertrauen zu sich und seiner Umwelt, er ist abwartend, vorsichtig, scheut Verantwortung und hat Angst davor. Er zeichnet sich aber durch Standhaftigkeit, Durchhaltevermögen, Verläßlichkeit, Treue und Geradlinigkeit aus.

Dem Funktionskreis sind folgende **Aufgaben** zugeordnet: Die Bewahrung der Lebenskraft und Vitalität, der Aktivität und des Wachstums. Der Funktionskreis steht stellvertretend für die Keimdrüsen, d.h. er ist indiziert bei sexuellen Störungen und urogenitalen Erkrankungen. Durch Wirkung auf die Nebennierenrinde gewinnt er Einfluß auf den Wasserhaushalt, Knochen und Kreislauf.

Die Bedeutung des **Öffners Ohr** wird verständlich, wenn man überlegt, daß das Ohr alle von außen kommenden Reize aufnimmt und sich gegen diese nicht verschließen kann. Bei Störungen im Funktionskreis Niere-Blase kommt es nun durch übersteigerte Reizaufnahme über das Ohr zur Verschlechterung der Symptomatik Angst, Schreckhaftigkeit, Anspannung und dergleichen. Weiters werden Warnsignale und Sicherungsfunktionen durch den Öffner Ohr ausgelöst.

Das spezifische Gewebe des Funktionskreises, die **Schichte**, entspricht dem **Knochen**, den **Gelenken** und dem **Knorpel**. Der Knochen bewirkt Halt, Stabilität und Schutz. Gewebe wie Hirn und Rückenmark werden durch Schädelkalotte und Wirbelsäule, die Urogenitalorgane durch das knöcherne Becken geschützt. Die somatischen Funktionen wie Stabilität, Halt und Schutz finden sich wieder in der psychischen Funktion der Festigkeit, des Vertrauens und der Beständigkeit. In der Tradition bedeutet die Tatsache, daß der Schädelknochen das Gehirn umgibt, eine Schutzfunktion und erklärt dadurch den Bezug zwischen Gehirn und Nierenmeridian. Deswegen können bei Schwindelzuständen, Schlaf- und Konzentrationsstörungen Punkte des Nieren- und Blasenmeridians genadelt werden.

Die **innere Modalität Angst** bewirkt Erkrankungen im Funktionskreis bzw. Verschlechterung von bestehenden Irritationen. So erklärt sich das Verhalten des Patienten: Er erscheint im Übermaß ängstlich, müde, vergeßlich, erschöpft, er ist verkrampft, verspannt und hat Zwangsvorstellungen.

Die **äußere Modalität** oder der Umweltfaktor **Kälte** kann zur Auslösung oder zur Verschlechterung von Beschwerden führen. Durch Kälteeinwirkung bedingte Symptome sind Starre der Gelenke, Bewegungsarmut, Steifigkeitsgefühl, die Patienten klagen über Kälteempfindlichkeit und ständiges Frösteln. Die Symptome werden entlang des Verlaufs des Blasen- und Nierenmeridians empfunden. Das bedeutet Kältegefühl über dem Rücken und in den Füßen. Kommt es zum Fieber durch Kälteeinwirkungen, so fehlt der Schweißausbruch, es besteht Frösteln und Kältegefühl.

Bei **Erkrankung im Funktionskreis Niere-Blase** kommt es zu Störungen wie Inkontinenz, Diarrhoe, Anämie oder Hypotonie. Die Patienten sind ängstlich, ziehen die Schultern hoch, es kommt zu Verspannungen der Nacken- und Rückenmuskulatur und damit zu Kopfschmerzen sowie Schmerzen im gesamten dorsalen Streckmuskulaturbereich. Sie zittern und zeigen weite Pupillen, d.h. es kommt zu einem Überwiegen des Sympathikotonus. Es tritt also ein Yang-Zustand auf, der dem Yin-Zustand, nämlich der Kälte, entgegenwirken soll.

Segmentreflektorische Veränderungen sind lumbosakral zu beobachten. Der Schmerzort ist gleichbleibend und scharf begrenzt, der Schmerz strahlt in die Tiefe aus, er ist durchdringend, bohrend und mit einem Kältegefühl einhergehend. Die Verbesserung der Schmerzen erfolgt durch Druck, durch Massage, die angenehm empfunden wird, und vor allem durch Wärme. Neben der in China sehr gebräuchlichen Moxatherapie kommt bei uns einer Wärmetherapie mit Infrarotgeräten große Bedeutung zu. Alle Formen von Myalgien, alle Krankheiten, die mit Kältegefühl einhergehen, aber auch Krankheiten mit kälteähnlichen Symptomen wie z.B. periphere arterielle Durchblutungsstörungen, sprechen auf diese Therapieform sehr gut an.

Zusammenfassend lassen sich die **Indikationen** der einzelnen Punkte dieses Funktionskreises dem Verlauf der beiden Meridiane entsprechend vereinfacht so darstellen: Anwendung bei Affektionen im Stirnhöhlenbereich, Trigeminusneuralgien des ersten Astes, bei Cephalea und Dorsalgien sowie bei allen Schmerzen des Kopfes und Rückens, die zur Mittellinie tendieren, weiters bei Störungen des Urogenitalbereiches sowie Schmerzen und Durchblutungsstörungen der unteren Extremität.

4. Funktionskreis Kreislauf-Sexualität - Dreifacher Erwärmer:

In der 5-Elementenlehre der traditionellen chinesischen Medizin werden der Yin-Meridian Kreislauf-Sexualität und der Yang-Meridian Dreifacher Erwärmer nicht als eigener Funktionskreis bezeichnet. Im Gegensatz zu den bisher beschriebenen Meridianpaaren handelt es sich hierbei um sogenannte funktionelle Meridiane, denen kein inneres Organ zugeordnet ist. Somit können weder ein eigener Konstitutionstyp noch ein Öffner oder eine Schichte beschrieben werden. Es bestehen aber auch hier zwischen diesen gekoppelten Meridianen ständige Wechselwirkungen, gegenseitige Beeinflussungen und Regulationsvorgänge, sodaß sie im weiteren Sinn ebenfalls als Funktionskreis aufzufassen sind und näher beschrieben werden sollen.

Die Funktionen und die **Aufgaben** des Meridians Kreislauf-Sexualität werden besser durch seinen englischen Namen erklärt: “Pericardium-channel”. Das bedeutet Hülle des Herzens und erklärt seine Kreislauffunktionen. Die einzelnen Indikationen sind weitgehend mit denen des Herz-Meridians ident. Die zusätzlichen hormonellen und sexuellen Wirkungen ergeben sich durch die Verbindung mit seinem Partner, dem Meridian Dreifacher Erwärmer.

Der Name Dreifacher Erwärmer beschreibt die Wirksamkeit dieses Meridians auf drei Etagen: Auf den Respirationstrakt, den Gastrointestinaltrakt sowie den Urogenitaltrakt. Die Verbindung zwischen diesen Etagen wird durch den inneren Verlauf des Meridians Kreislauf-Sexualität hergestellt. Somit ergeben sich als **Aufgaben** des Meridians Dreifacher Erwärmer: Störungen der Atem- und Kreislauffunktion, Erkrankungen des Gastrointestinaltraktes wie Gastritis, Ulcera, Colitis usw. und schließlich Erkrankungen des Urogenitalbereiches wie Cystitis, Adnexitis, Zyklusstörungen, Infertilität u.ä. Wichtig ist seine Wirkung auf Stoffwechselfunktionen und auf den Flüssigkeitshaushalt durch den Einfluß auf Resorption und Ausscheidungsfunktionen.

Beschwerden oder Erkrankungen, die besonders bei Wetterwechsel auftreten (der "wetterempfindliche Patient"), werden häufig mit Punkten dieses Meridians behandelt. Das betrifft vor allem rheumatische Beschwerden und Gelenkserkrankungen.

Zusammenfassend lassen sich die **Indikationen** der einzelnen Punkte der beiden Meridiane des Funktionskreises so darstellen: Kreislauffunktionsstörungen, Palpitationen, besonders bei hektischen, unruhigen und affektlabilen Patienten, Bronchitis, Asthma, Gastritis, Ulcera ventriculi und duodeni, Colitis ulcerosa, M. Crohn, sexuellen Dysfunktionen und hormonellen Störungen, weiters Schlaflosigkeit, Angstträume, alle Erkrankungen oder Funktionsstörungen bzw. Schmerzen, die im Meridianverlauf gelegen sind (Interkostalneuralgien, Affektionen im Bereich des Ohres, Trigeminusneuralgien, Tinnitus, Handgelenksbeschwerden, Tennisellbogen, Schulter-Arm-Syndrom) und alle rheumatischen Affektionen.

5. Funktionskreis Leber-Galle:

Der Funktionskreis besteht aus dem Lebermeridian und dem Gallenblasenmeridian. Die entsprechenden inneren Organe sind das Vollorgan Leber (Yin) und das Hohlorgan Gallenblase (Yang). Die zugeordneten Schichten bilden die Sehnen, die Muskelansätze sowie die Nägel. Die entsprechende Körperöffnung ist das Auge, den Umweltfaktor oder die äußere Modalität stellen Wind und Zug, die Emotion oder die innere Modalität Zorn und Ärger dar.

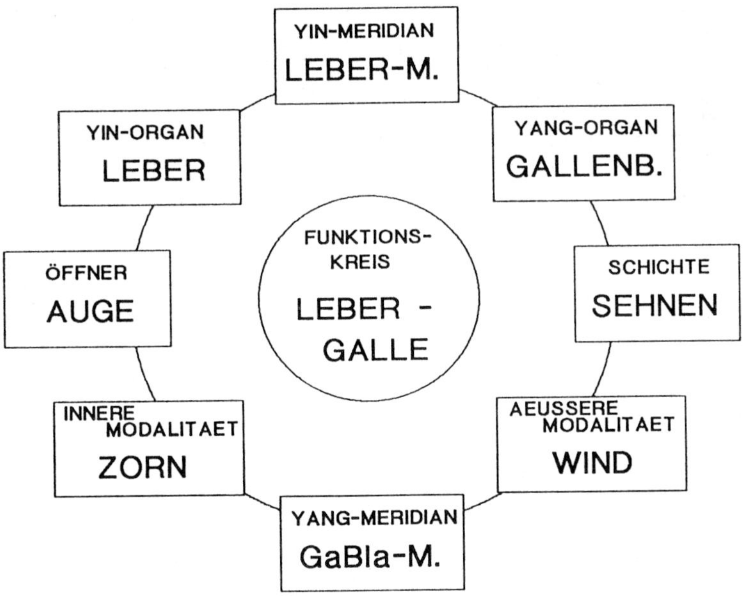

Abb. 6

Jener Patient, der dem Funktionskreis Leber-Galle zugeordnet wird, ist vom **Konstitutionstyp** kräftig und athletisch, zeigt das Auftreten eines Unternehmers, eines Chefs, hat stets einen entschlossenen Gesichtsausdruck, ist energisch und zielstrebig mit großem Selbstvertrauen, realistisch, zugleich jedoch auch reizbar und aufbrausend. Er neigt zum Jähzorn, ist manchmal ungerecht und duldet selten Widerspruch. Zusammenfassend ist der Konstitutionstyp somatisch charakterisiert durch Dynamik und Spannkraft, psychisch durch große Entschlußkraft und Wendigkeit. Das führt zu Spontanität und Impulsivität und macht nach Gleditsch die Originalität der Persönlichkeit dieser Menschen aus.

Dem Funktionskreis sind folgende **Aufgaben** zugeordnet: verschiedene Stoffwechselfunktionen, Speicherfunktionen für Nahrung, Energie und Blut: In der Tradition wird die Blutspeicherung bei Ruhe und im Schlaf der Leber zugeordnet. Ferner zeigt er eine harmonisierende Wirkung auf die Psyche und die Verdauung.

Der **Öffner Auge** dient der Betrachtung und Bemessung der Umwelt und führt somit zur Klarheit und zur Orientierung. Der Funktionskreis Leber-Galle ist ein Symbol für Dynamik und Anpassungsfähigkeit. Das wird unterstrichen durch die Aktivität des Öffners Auge mit seiner ständigen Fähigkeit zur Adaption, zur Akkomodation und dergleichen. Das Auge ist das einzige Sinnesorgan, das bewegt werden kann und daher der Leber mit dem Symbol Bewegung entspricht.

Das spezifische Gewebe des Funktionskreises, die **Schichte**, entspricht den **Sehnen** und den **Muskelansätzen** und ist ein Zeichen für das aktive, motorische Prinzip, ein Zeichen für die Spannkraft, die Dynamik, die Elastizität und die Anpassungsfähigkeit des Funktionskreises. Störungen dieses Funktionskreises drücken sich daher häufig in Veränderungen der Sehnen, der Nägel und der Muskelansätze aus.

Die **innere Modalität Zorn** kann Erkrankungen im Funktionskreis auslösen bzw. zur Verschlechterung von bestehenden Störungen führen. Kommt es zum Übermaß an Ärger oder Zorn, entstehen Irritationen und somit Aggressivität und Unbeherrschtheit. Der Patient erscheint zornig, explosiv, unberechenbar, unbeherrscht, er ist nicht mehr flexibel und anpassungsunfähig.

Die **äußere Modalität**, den Umweltfaktor, stellen der **Wind** und die **Zugluft** dar. Auch diese können zur Auslösung oder Verschlechterung von Beschwerden führen. Durch Windeinwirkung bedingte Symptome treten anfallsartig auf, es handelt sich um stürmische, blitzartige Beschwerden mit wechselndem Charakter. Gleichartig wie Zugluft und Wind wirken auch der Wechsel des Luftdruckes und der Temperatur sowie alle übrigen Schwankungen des Wettercharakters wie vor allem Föhneinbrüche. Daraus wird erklärbar, daß jede ständig wechselnde Symptomatik - und zwar wechselnd, was den Schmerzort und die Schmerzart betrifft - im übertragenen Sinne dem äußeren Faktor Wind und damit dem Funktionskreis Leber-Galle zugeordnet werden kann.

Bei **Erkrankungen im Funktionskreis Leber-Gallenblase** kommt es zu Störungen von Stoffwechselfunktionen, zu Durchblutungsstörungen, zum Auftreten von

Schmerzen im lateralen Drittel von Kopf und Körper. Die Kopfschmerzen sind häufig die Folge von Ärger und Aggression. Die Patienten verlieren den Bezug zu Rücksicht und Vorsicht, es kommt zum Verlust von Einsicht und Durchsetzungskraft, d.h. es kommt zu einer Verhaltensstörung zur Umwelt.

Patienten, die Mißerfolge in ihrem Streben nach Geltung und Durchsetzungsvermögen erleiden, klagen oft über vertebragene Beschwerden, die meist im unteren Thorakalabschnitt gelegen sind. Häufig tritt dann bei den Patienten eine depressive Verstimmung auf, sie reagieren entweder trotzig und verschlossen oder aber zornig und explosiv. Sie zeigen ein gerötetes Gesicht, gerötete Augen und Konjunktiven, neigen zu Hypertonie und auch zu Nasenbluten. Bei genauer Betrachtung erkennen wir weiche, brüchige, glanzlose Nägel.

Der Erkrankte klagt über ein herabgesetztes Sehvermögen in der Nacht, über Neigung zu Muskelkrämpfen, Muskelzittern und Tremor, über Beweglichkeitseinschränkungen der Gelenke und Schmerzen bei Rotationsbewegungen um die Längsachse des Körpers. Die Schmerzen zeigen wechselnden Charakter, sind deutlich lokalisierbar, anfallsartig und verschlechtern sich oder werden ausgelöst durch Wind oder Zugluft. In der Tradition werden diese Schmerzen durch Nadeltherapie und anschließende Schröpfkopftherapie behandelt.

Zusammenfassend lassen sich die **Indikationen** der einzelnen Punkte der beiden Meridiane des Funktionskreises so darstellen: Schwindelzustände, Arthralgien, Trigeminusneuralgien, Muskelkrämpfe, Muskelzittern, Myalgien und Neuralgien, Kopfschmerzen, Konjunktivitis, Tic, Blepharospasmus, Tinnitus, Verdauungs- und Stoffwechselstörungen, Störungen der Durchblutung und Schmerzen im Meridianverlauf.

6. Funktionskreis Lunge-Dickdarm:

Der Funktionskreis besteht aus dem Lungenmeridian und dem Dickdarmmeridian. Die entsprechenden inneren Organe sind das Vollorgan Lunge (Yin) und das Hohlorgan Dickdarm (Yang). Die zugeordnete Schichte ist die Haut mit allen Anhangsgebilden, d.h. mit den Haaren, den Schweißdrüsen, den Hautgefäßen und den freien Nervenendigungen. Die entsprechende Körperöffnung ist die Nase. Den Umweltfaktor oder die äußere Modalität stellt die Trockenheit dar, die Emotion oder die innere Modalität die Trauer.

Jener Patient, der dem Funktionskreis Lunge-Dickdarm zugeordnet ist, ist vom **Konstitutionstyp** der humorlose, verknöcherte und vertrocknete Mensch, introvertiert und verschlossen, egozentrisch und geizig. Er ist groß und schlank, seine Körperhaltung meist gebückt. Auffallend ist die hervortretende Nasenpartie, die oft durch eine ausgeprägte Nasolabialfalte verstärkt sein kann. Sowohl geistig als auch in seinen Körperbewegungen zeigt er ein undynamisches Verhalten. Bei genauer Beobachtung fällt auf, daß es jene Menschen sind, die zu einem Auf und Ab neigen, d.h ständig Höhen und Tiefen durchleben. Das führt schließlich zur traurigen Verstimmung, und oft verfallen sie dadurch in Resignation. Dieser ständige Wechsel bewirkt, daß diese Patienten auf andere Menschen Einfluß nehmen wollen, anderseits aber auch selbst sehr leicht beeinflußt werden können.

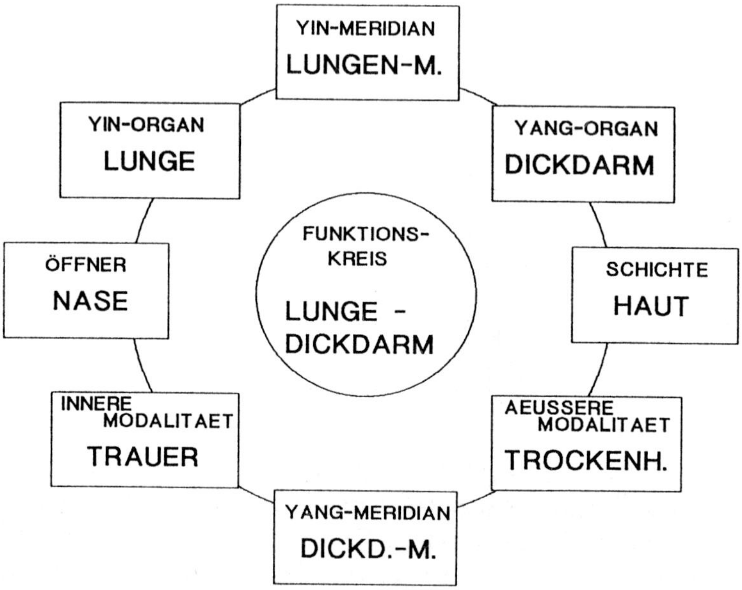

Abb. 7

Dem Funktionskreis sind generell folgende **Aufgaben** zugeordnet: Die Trennung zwischen Verwertbarem und Unverwertbarem. Der Dickdarm erfüllt sie durch Resorptions- und Ausscheidungsvorgänge, die Lunge durch den Gasaustausch über die Atmung und die Haut wiederum durch Resorptions- und Ausscheidungsvorgänge, gleichzeitig kommen ihr Abwehrfunktionen zu. Der Funktionskreis dient somit der Auseinandersetzung mit der Umwelt, er ist durch ständigen Austausch und Wechsel charakterisiert.

Der **Öffner** des Funktionskreises ist die **Nase**. Somit kommt dem Geruchssinn eine große Bedeutung zu. Trockenheit (= äußere Modalität) wird subjektiv zuerst im Bereich der Nasenschleimhäute empfunden, dann im Bereich des oberen Respirationstraktes und der Haut. Viele Erkrankungen der Lunge äußern sich im Nasenbereich: Hier sei vor allem an die Kombination von Rhinitis und Bronchitis und an das Sinubronchiale Syndrom erinnert. Der Sinnesfunktion Riechen kommt aber in der Tradition eine weiterreichende Bedeutung im Sinn von "Wittern" und "Spüren" zu.

Das spezifische Gewebe des Funktionskreises, die **Schichte**, entspricht der **Haut** mit allen Anhangsgebilden, mit Haaren, Schweißdrüsen, Hautgefäßen und freien Nervenendigungen. Haut und Schleimhäute stellen einerseits eine Barriere für Ausscheidung und Aufnahme dar, anderseits dienen sie der Permeabilität, dem Austausch und der Umwandlung. Auch hier erkennt man wieder die Auseinandersetzung mit der Umwelt, den Austausch und den ständigen Wechsel. Störungen des Funktionskreises manifestieren sich häufig als Hautaffektionen. Schulmedizinisch bekannt ist das gleichzeitige Auftreten der Neurodermitis mit Bronchitis oder mit Asthma bronchiale, ferner die unreine, fettige Haut des Aknepatienten, der gleichzeitig über Obstipation klagt.

Die **innere Modalität Trauer** kann Erkrankungen im Funktionskreis auslösen bzw. zur Verschlechterung von bereits vorhandenen Störungen führen. Der Zusammenhang zwischen Trauer und dem entsprechenden inneren Organ, der Lunge, wird klar, wenn man sich überlegt, daß Trauer oft zum Weinen führt, Weinen aber meist mit Schluchzen und Seufzen kombiniert ist. Schluchzen und Seufzen wiederum kann eine Hyperventilation und schließlich das subjektive Gefühl von Dyspnoe bewirken. Umgekehrt gibt es Menschen, die durch Trauer in sich zusammensinken, gebückt sind und verminderte Thoraxexkursionen zeigen: Die gesamte Aktivität ist reduziert, pCO_2 steigt an, und die gestörte Rhythmik bewirkt eine Störung aller vegetativer Funktionen in der Formatio reticularis.

Wie anfänglich bereits erwähnt, durchleben Patienten, die diesem Funktionskreis zugezählt werden, immer wieder Höhen und Tiefen, sie reagieren mit einer traurigen Verstimmung und schließlich mit Resignation. Oft kann man jedoch auch Kummer, Verzweiflung und grundlose Trauer finden.

Die **äußere Modalität**, d.h. der Umweltfaktor, ist die **Trockenheit**. Diese kann ebenso zur Auslösung und Verschlechterung von Beschwerden führen. Bei Funktionsstörungen wird die Trockenheit subjektiv zuerst im Bereich des Nasopharynx empfunden. Trockenheit führt schließlich auch zu Reizzuständen im Respirationstrakt. Generell neigen Patienten, die diesem Funktionskreis zugezählt werden, zu Erkrankungen, die mit dem Gefühl der Trockenheit einhergehen.

Bei **Erkrankungen im Funktionskreis Lunge-Dickdarm** kommt es zum Auftreten von Rhinitis, Sinusitis, Bronchitis und Asthma bronchiale, oft kombiniert mit Hautaffektionen wie Neurodermitis und wechselnden Ekzemen, weiters zu unreiner, fettiger Haut und zu Akne, verbunden mit Obstipation. Man beobachtet trockene Haut mit Schuppen- und Faltenbildung, Trockenheit der Schleimhäute von Nase, Mund und Rachen. Dadurch treten Mißempfindungen wie Sprechschwierigkeiten mit Globusgefühl, weiters trockener Reizhusten und harter Stuhl auf. Die Patienten wirken bekümmert, traurig verstimmt, neigen zu Verzweiflung, Erschöpfung und Müdigkeit. Sie klagen über thorakales Druckgefühl, sind blaß und haben eine tiefe, verlangsamte Atmung. Bei der klinischen Untersuchung finden sich muskuläre Verspannungen cerviko-thoracal. Die traurige Verstimmung führt schließlich zur Appetitlosigkeit mit Gewichtsverlust.

Zusammenfassend lassen sich die **Indikationen** der einzelnen Punkte der beiden Meridiane des Funktionskreises so darstellen: Affektionen der Nasennebenhöhlen,

Rhinitis, Bronchitis, Asthma bronchiale, Akne, Neurodermitis, Ekzem, allergische Erkrankungen, Schleimhautaffektionen im Darmbereich wie Colitis oder Obstipation, Schmerzen im Meridianverlauf.

7. Funktionskreis Milz-Pankreas-Magen:

Der Funktionskreis besteht aus dem Milz-Pankreas-Meridian und dem Magen-Meridian. Die entsprechenden inneren Organe sind das Vollorgan Milz-Pankreas (Yin) und das Hohlorgan Magen (Yang). Die zugeordneten Schichten sind die Muskulatur, das Bindegewebe und das Interstitium. Die entsprechende Körperöffnung stellt der Mund, den Umweltfaktor oder die äußere Modalität die Feuchtigkeit, die Emotion oder die innere Modalität die Sorge dar.

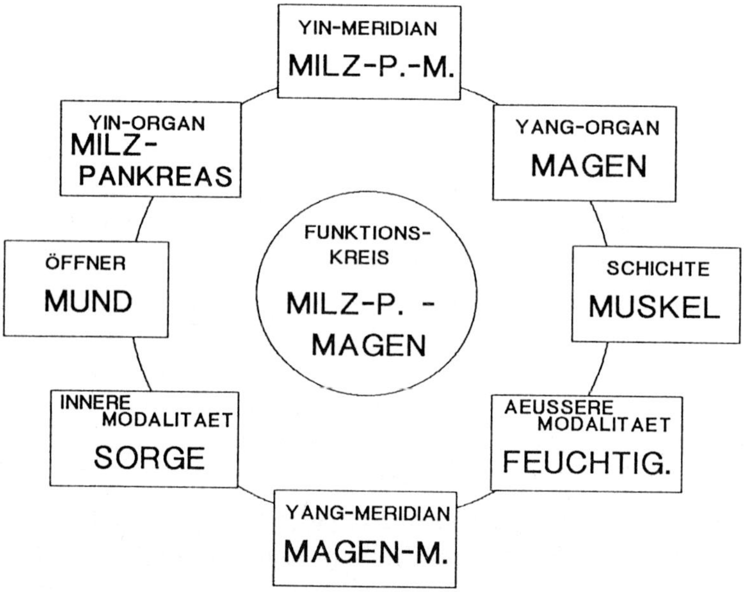

Abb. 8

Jener Patient, der dem Funktionskreis Milz-Pankreas-Magen zugeordnet wird, ist vom **Konstitutionstyp** eher bleich und blaß, hat fettige, teigige Haut, ein aufgedunsenes Gesicht, zeigt schwerfällige Bewegungen und wird als Phlegmatiker beschrieben. Er neigt zu Hypotonie und Hypothyreose, zu Varizen und Ödemen. Orale Genüsse sind ihm sehr wichtig. Er hat stets einen müden Gesichtsausdruck, wirkt vergrämt, übellaunig und klagt über die Folgen seiner Fermentschwäche, über Verdauungsstörungen und Meteorismus. Er zeigt wenig Spontanität, er denkt viel und überlegt alle Möglichkeiten, sein Ziel ist das Begreifen durch sorgsame Analyse und anschließend exaktes Planen, Vorherberechnen und Vorsorge tragen.

Dem Funktionskreis sind folgende **Aufgaben** zugeordnet: Muskelarbeit, Verdauungsfunktionen, Steuerung des Flüssigkeitshaushaltes, dadurch besteht ein Bezug zu Blut und Kreislauffunktionen und damit zu Menstruationsstörungen. Schon in der traditionellen chinesischen Medizin waren zahlreiche physiologische Zusammenhänge bekannt: Nach Aufspaltung der Nahrung im Magenbereich kommt es zur Resorption, Nährstoffe werden über das Blut weitertransportiert. Durch die Funktion von Milz-Pankreas werden die Nahrungsbestandteile in körpereigene Bausteine umgewandelt. Die Auseinandersetzung mit körperfremden Substanzen führt schließlich zu Assimilationsvorgängen und zur Dissimilation. Im psychischen Bereich dient der Funktionskreis der Besinnung und der Sinnfindung. Das Analysieren, das Verarbeiten und Aufarbeiten von Umwelteinflüssen und Belastungen sind charakteristische Merkmale.

Der **Öffner Mund** dient der Kontaktaufnahme und Auseinandersetzung mit zahlreichen Faktoren der Umwelt. Bereits für den Säugling stellen das Berühren, das Umfangen und das Erkennen mit Mund und Lippen die erste Kontaktaufnahme mit der Umgebung dar. Durch den Mund wird jede Nahrung aufgenommen, und damit beginnt die gesamte Assimilation und in der Folge auch die Dissimilation. Störungen dieses Funktionskreises zeigen häufig Veränderungen an Mund und Lippen: Es findet sich ein Foetor ex ore, man beobachtet Karies und Parodontose.

Das spezifische Gewebe des Funktionskreises, die **Schichte**, entspricht der **Muskulatur**, dem **Bindegewebe** und dem **Interstitium**. Störungen im Funktionskreis führen zu einer Irritation der gesamten Muskeltätigkeit. Betroffen ist neben der quergestreiften auch die glatte Muskulatur: Das erklärt auch das Auftreten von Motilitätsstörungen. Der Funktionskreis symbolisiert somit Muskelkraft und myogene Leistungsfähigkeit, die Schichte drückt aber auch das Verbindende, das Umhüllende und das Versorgende aus.

Die **innere Modalität** stellt die **Sorge** dar. Ein Übermaß an Sorge kann zu Erkrankungen im Funktionskreis führen oder bestehende Störungen verschlechtern. Die fehlgeleitete Emotion bewirkt über das vegetative Nervensystem Störungen der Verdauungsfunktion: Es treten Funktionsstörung des Magens wie Hyperazidität, Gastritis, Ulcera ventriculi oder duodeni auf.

Die **äußere Modalität**, den Umweltfaktor, stellt die **Feuchtigkeit** dar. Sie kann zur Auslösung oder zur Verschlechterung von Beschwerden führen: Diese treten zumeist im Bereich des Abdomens und der Unterschenkelinnenseite auf. Die Patienten fühlen sich aufgedunsen und aufgeschwemmt.

Bei **Erkrankungen im Funktionskreis Milz-Pankreas - Magen** kommt es zu Störungen wie Fermentschwäche, dadurch zur Dyspepsie und ev. zu einem Kaliummangel, damit zu Adynamie und Schwäche. Man findet Meteorismen, Hyper- oder Hypazidität, Gastroduodenitis und Ulcera. Die Patienten wirken depressiv, nachdenklich und besorgt, hypochondrisch, haben herabhängende Mundwinkel, grübeln ständig, dadurch sind sie schlaflos, neigen entweder zur Freßsucht oder aber zu Inappetenz.

Ferner klagen sie über trockenen Mund, Durstgefühl, Müdigkeit, Antriebslosigkeit und Ödemneigung. Die Haut erscheint blaß, gelblich und glanzlos.

Die Störungen im Flüssigkeitshaushalt äußern sich in Obstipation oder Diarrhoe, es kommt zu Flüssigkeitsansammlungen im Bereich der Extremitäten, aber auch zur Schleimeindickung im Bronchialsystem mit starkem Druckgefühl. So wird es erklärbar, warum Punkte des Magenmeridians zur Sekretolyse eingesetzt werden.

Schmerzen bei Störungen im Funktionskreis werden immer an gleicher Stelle empfunden und meist thorakolumbal projiziert. Sie sind nicht ausstrahlend, werden tief lokalisiert und sind unscharf begrenzt. Die Intensität ist immer gleichbleibend, es kommt zu einem tauben und dumpfen Gefühl, zu Parästhesien und typischerweise zu einer Verschlechterung aller Symptome durch die äußere Modalität Feuchtigkeit.

Zusammenfassend lassen sich die **Indikationen** der einzelnen Punkte der beiden Meridiane des Funktionskreises so darstellen: Schmerzen im Bereich des Meridianverlaufes, Appetitlosigkeit, Völlegefühl, Meteorismen, Obstipation, Diarrhoe, Gastroduodenitis, Ulcus ventriculi oder duodeni, Varizenschmerz, Regelstörungen, psychische Irritationen wie Grübeln und übersteigerte Besorgnis.

8. Konzeptionsgefäß:

Dieser in der ventralen Medianen gelegene Meridian zählt zu den außergewöhnlichen Meridianen und wird dem Yin zugeordnet. Dadurch erklärt sich die regulierende Wirkung auf alle Yin-Meridiane und Yin-Organe.

Die Wirkung erstreckt sich auf Schwächezustände von Respirationstrakt, Gastrointestinaltrakt und Urogenitaltrakt.

Somit erklären sich die **Indikationen** dieses Meridians: Sinusitis, Pharyngitis, Laryngitis, Asthma bronchiale, Bronchitis, Ulcera ventriculi et duodeni, Gastroenteritis, Dysmenorrhoe, Potenzstörungen und Enuresis nocturna.

9. Lenkergefäß:

Dieser in der dorsalen Medianen gelegene Meridian zählt zu den außergewöhnlichen Meridianen und wird dem Yang zugeordnet. Dadurch erklärt sich seine regulierende Wirkung auf alle Yang-Meridiane und Yang-Organe.

Die Wirkung erstreckt sich einerseits im Somatischen auf Störungen, die vom Achsenorgan ausgehen, anderseits auf eine Vielzahl von psychosomatischen Krankheitsbildern.

Somit erklären sich die **Indikationen** dieses Meridians: vertebragene Beschwerden, hier vor allem auch psychosomatisch bedingte Wirbelsäulenschmerzen, Kopfschmerz, Neurasthenie, Übererregbarkeit, Konzentrationsmangel, traurige Verstimmung und Schlafstörungen.

Besondere Meridianpunkte:

Tonisierungspunkte und Sedierungspunkte:

Diese Punkte sind stets am entsprechenden Meridian lokalisiert. Früher wurde mit Hilfe dieser Punkte entweder Energie zugeführt, "tonisiert", oder überschüssige Energie abgeleitet, "sediert". Heute tonisiert oder sediert man von jedem Punkt aus durch die Art der Reizsetzung.

Der Anfänger wird diese Punkte symptomatisch anwenden, der Fortgeschrittene wird diese Punkte nach den Regeln der 5-Elementen-Lehre einsetzen.

Quellpunkte:

Auch diese Punkte liegen stets auf dem entsprechenden Meridian. Je nach Ausgangslage des Organismus zeigen sie eine sedierende oder tonisierende Wirkung, sie gehören durch ihre breite Wirkung somit zu den wichtigsten Punkten eines Meridians.

Ihre Indikationen sind einerseits Erkrankung innerer Organe, anderseits Irritationen und Schmerzzustände des entsprechenden Meridians.

Durchgangspunkte:

Sie stellen eine Verbindung zum Quellpunkt des gekoppelten Meridians dar und dienen somit dem Energieausgleich in einem Funktionskreis. Sie liegen ebenso wie Tonisierungs-, Sedierungs- und Quellpunkte auf dem entsprechenden Meridian.

Man wählt sie auf dem Meridian, der mit dem gestörten und im Yang-Zustand befindlichen Meridian gekoppelt ist, um einen Energieausgleich zwischen innen und außen zu erreichen. Durch diese Therapie kann man vor allem bei Erkrankungen des Bewegungsapparates auf die antagonistischen Muskelgruppen deutlichen Einfluß ausüben.

Zustimmungspunkte:

Diese Punkte liegen alle auf dem ersten (medialen) Ast des Blasenmeridians. Jeder Zustimmungspunkt wird einem inneren Organ (bzw. einem Meridian) zugeordnet. Alle Störungen und Erkrankungen im entsprechenden Funktionskreis können durch Nadelung des Zustimmungspunktes beeinflußt werden.

Zustimmungspunkte dienen nicht nur der Therapie, sie haben auch diagnostische Bedeutung: Bei Störungen innerer Organe zeigen sie sehr oft Veränderungen, die sich schulmedizinisch über den segmentreflektorischen Komplex erklären lassen.

Indikationen für den Einsatz von Zustimmungspunkten stellen in erster Linie chronische Erkrankungen innerer Organe dar, weiters werden über diese Punkte auch jene

Organe vorbeugend behandelt, die im Verlauf einer Funktionsstörung über viscero-viscerale Reflexmechanismen miterkranken können.

Alarmpunkte:

Im Gegensatz zu den Zustimmungspunkten, die sich dorsal befinden, liegen alle Alarmpunkte ventral im Bereich von Thorax und Abdomen. Jedem Meridian wird mindestens ein Alarmpunkt zugeordnet, der sich häufig bei chronischen Erkrankungen innerer Organe als druckdolent erweist und deshalb auch diagnostische Bedeutung hat.

Indikationen stellen somit vor allem chronische Funktionsstörungen innerer Organe dar. Sehr oft werden dann - entsprechend der "Vorne-Hinten-Technik" der Akupunktur - Alarmpunkte gemeinsam mit den Zustimmungspunkten des jeweiligen Segmentes eingesetzt.

Kardinalpunkte:

Diese stellen die Einschaltpunkte für die außergewöhnlichen Gefäße oder Wundermeridiane dar. Jeweils zwei Kardinalpunkte bilden ein zusammengehörendes Paar und erfassen einen genau definierten Symptomenkomplex. Um das gesamte Wirkungsspektrum zu erzielen, werden sie als erster und als letzter Punkt eines Therapieprogrammes genadelt. Man erklärt diese starke Wirksamkeit dadurch, daß alle Punkte eines Wundermeridians durch Nadelung des Kardinalpunktes zu Energieträgern werden.

Auch der Anfänger kann Kardinalpunkte in sein Programm einbauen und symptomatisch einsetzen, soll sie jedoch nicht als ersten oder letzten Punkt stechen.

Reunionspunkte:

Diese Punkte besitzen zahlreiche Querverbindungen zu Punkten anderer Meridiane. Dadurch zeigen sie ein sehr weites Wirkungsspektrum. Ihr Einsatz bewirkt somit die Einsparung zahlreicher anderer Nadeln.

Locus-dolendi-Punkte oder persönliche Punkte:

Sie entsprechen keinem definierten Akupunkturpunkt, sind jedoch spontan schmerz- oder druckschmerzhafte persönliche Punkte des Patienten. Werden bei exakter Palpation des Patienten solche Punkte gefunden, so sollten sie unbedingt in das Behandlungsprogramm miteinbezogen werden.

Neupunkte:

Dies sind zahlreiche Punkte inner- und außerhalb des Meridiansystems, die sich zusätzlich zu den bekannten Punkten bei einigen Erkrankungen und Schmerzzuständen als wirksam erwiesen haben und mit einer eigenen Nomenklatur versehen wurden.

Acht einflußreiche Punkte:

Es handelt sich um Punkte mit einer ganz spezifischen Wirksamkeit.

Le 13	auf alle Vollorgane: Verdauungsstörungen, Erkrankungen innerer Organe.
KG 12	auf alle Hohlorgane: Meteorismus, Vomitus, Diarrhoe.
KG 17	auf die Atmungsorgane: Bronchitis, Asthma bronchiale.
B 17	auf das Blut: Kreislauffunktionsstörungen, konsumierende Erkrankungen (roborierende Wirkung).
G 34	auf die Muskulatur: Muskelschwäche, Spasmen, Paresen.
Lu 9	auf die Blutgefäße: Kreislaufschwäche, reduzierter Allgemeinzustand (roborierende Wirkung).
B 11	auf die Knochen: Paravertebrale Verspannung, Gelenksschmerzen, Erkrankungen des rheumatischen Formenkreises.
G 39	auf das Knochenmark: Paresen, Insulte (Erklärung: In der Tradition werden dem Knochenmark sowohl das Rückenmark als auch das Gehirn zugeordnet).

Meisterpunkte:

Diese Punkte zeigen ebenso wie die vorher beschriebenen 8 einflußreichen Punkte besonders starke und breite Wirksamkeit auf umschriebene Funktionsstörungen oder Symptomenkomplexe.

B 17	- MP des Zwerchfells
B 21	- MP des Magens
B 31	- MP des Klimakteriums (auch virile)
B 60	- MP vertebragener Schmerzen
3E 4	- MP des vasomotorischen Kopfschmerzes
G 34	- MP der Muskulatur
Lu11	- MP der Halskrankheiten
Di15	- MP der Schulter
MP 4	- MP der Diarrhoe
MP 5	- MP des Varizenschmerzes

Gruppen-Lo-Punkte:

Es handelt sich um vier Punkte, die im Bereich der Unterarme und der Unterschenkel liegen und jeweils auf die 3 Yang- bzw. Yin-Meridiane ihrer Extremität Einfluß haben.

Der Gruppen-Lo-Punkt für die Yin-Meridiane der oberen Extremität ist KS 5, der Gruppen-Lo-Punkt für die Yang-Meridiane der oberen Extremität 3E 8. Für die untere

Extremität stellt MP 6 den Gruppen-Lo-Punkt der Yin-, G 39 den Gruppen-Lo-Punkt der Yang-Meridiane dar.

Antike Punkte:

Diese Punkte haben für den Anfänger keine Bedeutung. Zur Vollständigkeit soll nur hingewiesen werden, daß sie sich zwischen Fingerspitzen und Ellbogen bzw. zwischen Zehen und Kniegelenken befinden. Zu diesen Punkten zählen die Ting-Punkte, die Yong-Punkte, die Yue-Punkte, King-Punkte und die Ho-Punkte.

Ting-Punkte:

Man bezeichnet damit die Anfangs- oder Endpunkte der 12 Hauptmeridiane im Bereich der Zehen und der Finger. Sie dienen der Weitergabe der Energie von einem Meridian zum nächstfolgenden.

Der Anfänger wird auch diese Punkte nur symptomatisch einsetzen. Bedenken sollte man, daß ihre Nadelung meist sehr schmerzhaft ist. Für den Fortgeschrittenen sei nur kurz darauf hingewiesen, daß sie für die Therapie über die tendinomuskulären Meridiane große Bedeutung haben.

Ho-Punkte:

Es handelt sich um Punkte auf allen Yangmeridianen in der Nähe von Ellbogen und Kniegelenk mit starker Wirkung auf das zugeordnete Organ. Sie werden besonders bei Spasmen im Organ und Schmerzen im Meridianverlauf gegeben.

Hua-Tuo'sche (paravertebrale) Punkte:

Diese liegen einen Querfinger paramedian in gleicher Höhe wie die Punkte des Lenkergefäßes und des Blasenmeridians. Auch hier handelt es sich um meist deutlich drucksensible Punkte bei akuten vertebragenen Schmerzzuständen.

Meridiantopographie, Lokalisation und Indikation der wichtigsten Punkte:

1. Herz-Meridian (H):

Yin-Meridian
Zustimmungspunkt: B 15
Alarmpunkt: KG 14

Tonisierungspunkt: H 9
Sedativpunkt: H 7
Quellpunkt: H 7
Durchgangspunkt: H 5 (zu Dü 4)

gekoppelter Meridian: Dünndarmmeridian
korrespondierender Meridian: Nierenmeridian

Der Meridian beginnt in der Axilla und zieht an der Innenseite des Oberarms (inneres Drittel) zum medialen Ende der Ellbogenfalte, weiter über den Unterarm zur Pulstaststelle der A. ulnaris, gelangt radial des Os pisiforme zur Handinnenfläche und schließlich zu seinem Endpunkt am radialen Nagelfalzwinkel des kleinen Fingers.

In den Lehrbüchern der Klassik wird bei jedem Meridian ein innerer Ast beschrieben: Sein Verlauf läßt sich topographisch nicht exakt beschreiben, er stellt eine Erklärungshilfe für Wirkungen dar, die aus dem äußeren Meridianverlauf nicht abzuleiten sind. Vom Yin-Organ Herz zieht ein Ast zum Beginn des äußeren Meridianverlaufs in die Axilla, der zweite Ast zum Dünndarm und ein dritter Ast zum Auge.

H 3: Lokalisation: Am medialen Ende der Ellenbogenfalte bei maximaler Beugung. Bei tiefer Nadelung gelangt die Nadel in den Bereich des M. brachialis und in die Nähe des Nervus medianus.

Indikationen:

Lokal: Arthralgie des Ellenbogengelenkes, Epicondylopathia ulnaris
Regional: Schmerzen im Meridianverlauf, vor allem im Handgelenk
Überregional: Thoraxschmerzen, Interkostalneuralgie, entsprechend dem Meridianverlauf
Allgemein: Stimmungsaufhellend, Kreislaufwirkung (bei Hypotonie), Konzentrationsschwäche, Schwächezustände mit Palpitationen, Globusgefühl, Stottern

H 5: Lokalisation: Über der A. ulnaris, 1 1/2 QF proximal der größten Handgelenksfurche

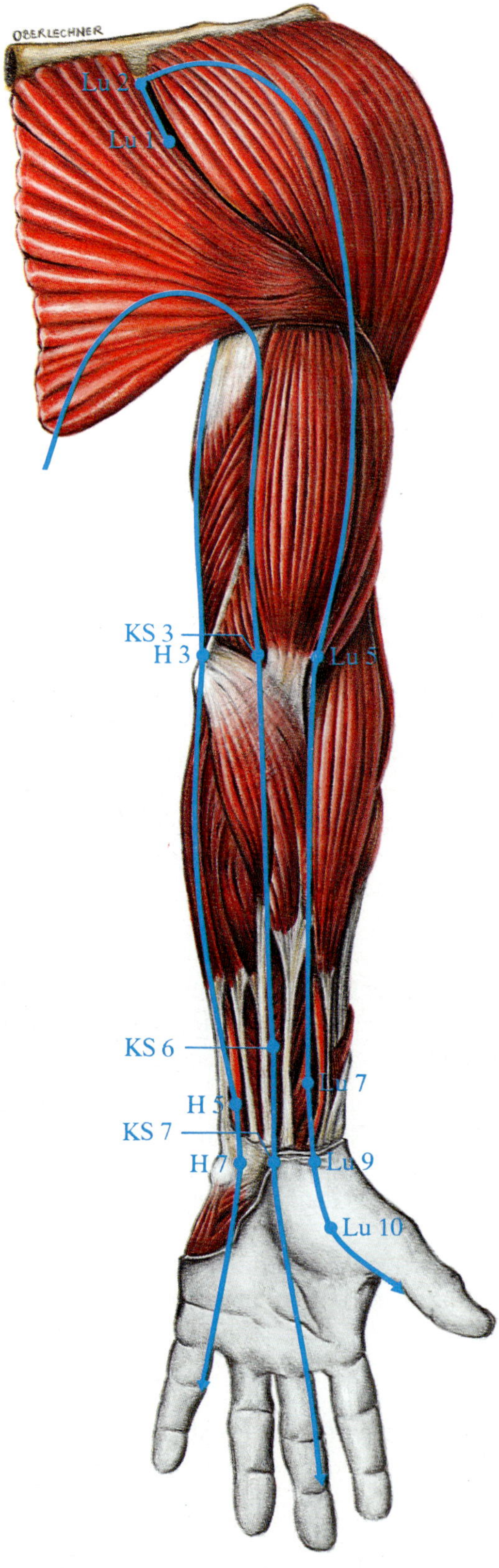
OBERLECHNER
Lu 2
Lu 1
KS 3
H 3
Lu 5
KS 6
Lu 7
H 5
KS 7
H 7
Lu 9
Lu 10

Durchgangspunkt

Indikationen:

Lokal: Arthralgien des Handgelenkes
Regional: Carpaltunnelsyndrom, Schmerzen im Meridianverlauf
Überregional: Thoraxschmerzen, entsprechend dem Meridianverlauf
Allgemein: Lampenfieber, Prüfungsangst, Konzentrationsschwäche, Fahrigkeit, Palpitationen, Sprachstörungen, Stottern

H 7: Lokalisation: In der Handgelenksfurche, radial des Os pisiforme, über der Arterie und dem Nervus ulnaris

Sedativpunkt, Quellpunkt

Indikationen:

Lokal: Arthralgien des Handgelenkes, Carpaltunnelsyndrom
Regional: Schmerzen im Meridianverlauf
Überregional: Thoraxschmerz, entsprechend dem Meridianverlauf
Allgemein: Affektlabilität mit Neigung zu Tachycardie und Extrasystolie, Cardiophobie, Schlafstörungen durch innere Unruhe und Streß, Hektik, Hitzewallungen, vegetative Dystonie, psychisch bedingte Schweißausbrüche an Hand und Fußsohlen, Hypo- und Hypertonie, Zungenbrennen

H 9: Im Nagelfalzwinkel des kleinen Fingers, daumenseitig

Tonisierungspunkt

Indikationen:

Lokal, regional und überregional: Unbedeutend
Allgemein: Akutwirkung bei Kollaps, Hypotonie, Kollapsneigung, Bradycardie

2. Dünndarm-Meridian (Dü):

Yang-Meridian
Zustimmungspunkt: B 27
Alarmpunkt: KG 4

Tonisierungspunkt: Dü 3
Sedativpunkt: Dü 8
Quellpunkt: Dü 4
Durchgangspunkt: Dü 7 (zu H 7)

Kardinalpunkt: Dü 3

gekoppelter Meridian: Herzmeridian
korrespondierender Meridian: Blasenmeridian

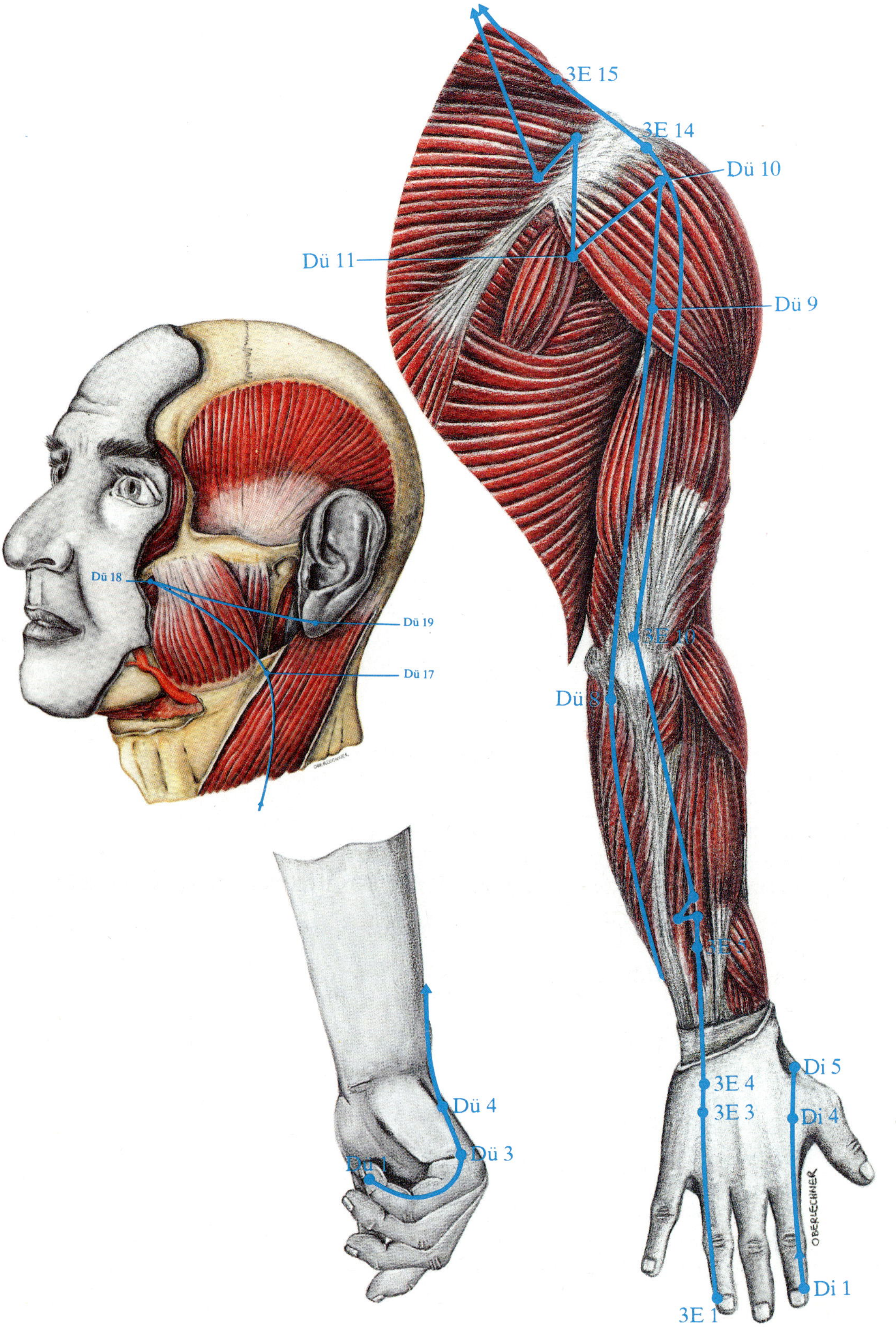
3E 15
3E 14
Dü 10
Dü 11
Dü 9
3E 10
Dü 8
3E 5
3E 4
3E 3
Di 5
Di 4
Di 1
3E 1
Dü 18
Dü 19
Dü 17
Dü 4
Dü 3
Dü 1

Der Meridian beginnt am ulnaren Nagelfalzwinkel des kleinen Fingers, zieht über den dorsalen ulnaren Rand des Metacarpale V zum Processus styloideus ulnae, weiter über dem äußeren ulnaren Drittel des Unterarms zur Olekranonrinne. Von hier steigt er nach proximal zum Ende der dorsalen Achselfalte, zieht höher zum dorsalen Anteil der Schulter, beschreibt ein Dreieck über dem Schulterblatt, gelangt über den M. trapezius und über die seitliche Halspartie zur Wange und endet am Ohrläppchen.

Ein innerer Ast stellt die Verbindung zwischen Dünndarm, Magen, Oesophagus und Herz dar, ein zweiter zieht von der Wange zum Auge (Verbindung mit dem nachfolgenden Blasenmeridian).

Dü 3: Lokalisation: In einem Grübchen hinter dem Ende der Falte, die sich bei geschlossener Faust proximal vom Kleinfingergrundgelenk bildet. Stichrichtung zum Faltenende.

Tonisierungspunkt, Kardinalpunkt

Indikationen:

Lokal: Arthralgien des Metacarpophalangealgelenkes
Regional: Arthralgien des Handgelenkes, Schmerzen im Meridianverlauf
Überregional: Dorsale Schulterschmerzen, occipitale Kopfschmerzen, Interskapularsyndrom, Lumbalgie (erklärbar durch den korrespondierenden Blasenmeridian)
Allgemein: Spasmolyse (Wirkung sowohl auf die glatte als auch auf die quergestreifte Muskulatur) und Schleimhautwirkung (auf alle Schleimhäute des Körpers): Conjunctivitis, Blepharospasmus, Tic und Trismen, Asthma bronchiale, Morbus Crohn sowie Colitis ulcerosa, spastische Obstipation, spastische Paresen usw.

Dü 4: Lokalisation: An der lateralen Seite der Hand über dem Gelenksspalt zwischen Metacarpale V und Os hamatum

Quellpunkt

Indikationen:

Lokal: Arthralgien des Gelenkes zwischen Metacarpale 5 und Os hamatum
Regional: Schmerzen im Handgelenk und in den Fingergelenken
Überregional: Schmerzen im Meridianverlauf wie Kopfschmerz und Sinusitis, wichtiger Fernpunkt bei Obstipation (Quellpunkt des Meridians)
Allgemein: Tinnitus

Dü 9: Lokalisation: 2 QF über dem Ende und in Verlängerung der dorsalen Achselfalte bei locker herabhängendem Arm

Indikationen:

Lokal und regional: Schmerzen im Bereich des Schultergelenkes, besonders bei Funktionsstörungen der Rotatorenmanschette, wenn die Hand nicht nach dorsal geführt werden kann

Überregional und allgemein: Keine Bedeutung

Dü 11: Lokalisation: Mitte des Dreiecks, gebildet vom Margo medialis, Margo lateralis und Spina scapulae (Fossa infraspinata)

Indikationen:

Lokal: Locus-dolendi-Punkt bei Interskapularsyndrom und unterem Cervikalsyndrom

Regional: Cervikalsyndrom, Periarthropathia humeroscapularis

Dü 15 (Kreuzungspunkt = 3E 16, G 21): Lokalisation: Scharfer Knick des M. trapezius, medialer Beginn der Schulter

Indikationen: Siehe G 21

Dü 17: Lokalisation: Knapp unter und hinter dem Angulus mandibulae

Indikationen:

Regional: Schmerzen nach Tonsillektomie, Tonsillitis, Trismen

Allgemein: Palpatorisch von großer Bedeutung bei Verquellung der Subcutis im Bereich des Punktes: Rückschluß auf Störfeldgeschehen im Gebiet der Tonsillen oder Tonsillennarben möglich

Dü 18: Lokalisation: Im Winkel zwischen Unterrand des Jochbogens und vorderer Masseterbegrenzung

Indikationen:

Lokal und regional: Zahnschmerzen, Sinusitis, Gingivitis, Trigeminusneuralgie, Facialisparese, Trismen

Überregional und allgemein: Keine Bedeutung

Im Folgenden wird auf lokale, regionale, überregionale und allgemeine Wirkungen im einzelnen nur dann eingegangen, wenn dieser Indikation besondere Bedeutung zukommt.

3. Blasen - Meridian (B):

Yang-Meridian
Zustimmungspunkt: B 28
Alarmpunkt: KG 3

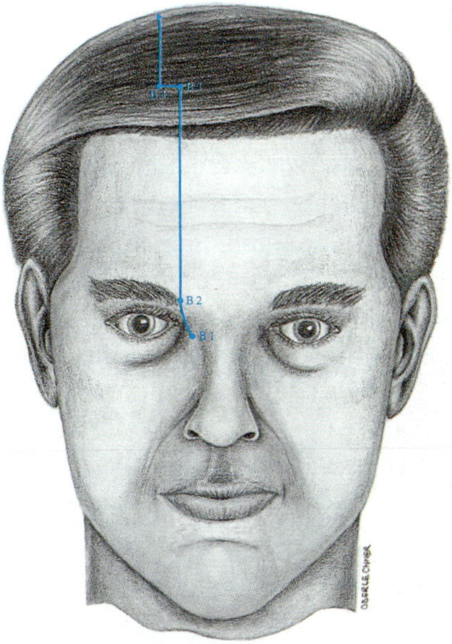
B 2
B 1

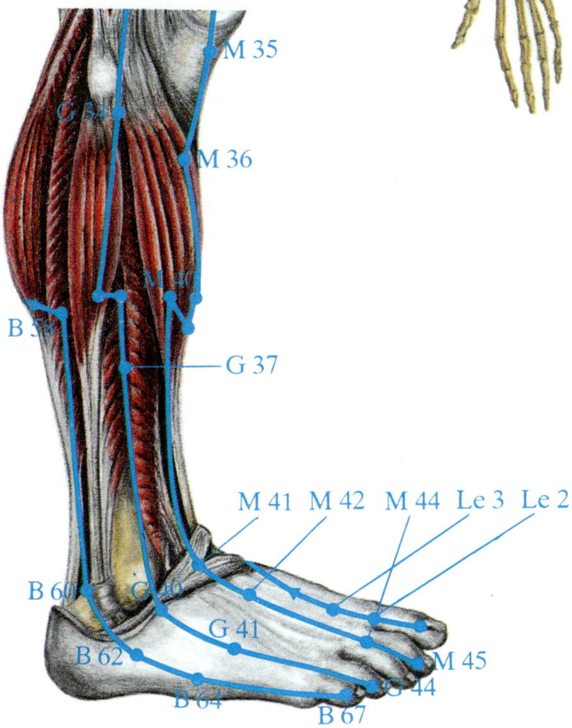
M 35
G 34
M 36
M 40
B 58
G 37
M 41
M 42
M 44
Le 3
Le 2
B 60
G 40
G 41
B 62
M 45
G 44
B 64
B 67

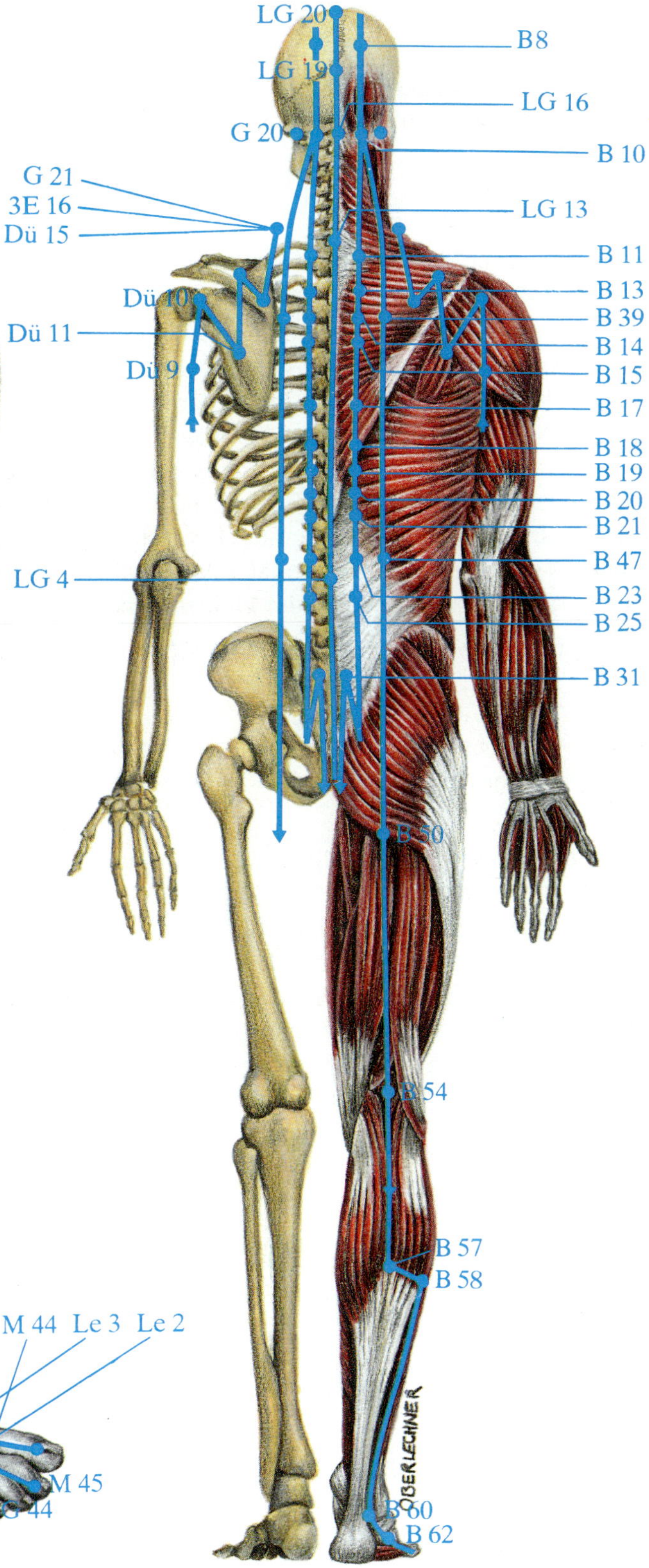
LG 20
B8
LG 19
LG 16
G 20
B 10
G 21
3E 16
Dü 15
LG 13
B 11
Dü 10
B 13
B 39
Dü 11
B 14
Dü 9
B 15
B 17
B 18
B 19
B 20
B 21
LG 4
B 47
B 23
B 25
B 31
B 50
B 54
B 57
B 58
B 60
B 62

Tonisierungspunkt: B 67
Sedativpunkt: B 65
Quellpunkt: B 64
Durchgangspunkt: B 58 (zu N 3)

Kardinalpunkt: B 62

gekoppelter Meridian: Nierenmeridian
korrespondierender Meridian: Dünndarmmeridian

Der Meridian beginnt im Winkel von Nasenwurzel und Orbitalrand, zieht über die Stirne bis zur Haargrenze und von hier an 2 Querfinger paramedian über den Schädel zum Unterrand des Okziputs. Im weiteren Verlauf über den Rücken nach distal teilt sich der Meridian in zwei Äste: Der erste Ast verläuft 2 Querfinger paramedian zu den Cornua sacralia, der zweite Ast 4 Querfinger paramedian über den M. gluteus und den Oberschenkel zur Mitte der Kniegelenksfalte. Vom Winkel der beiden Mm. gastrocnemii aus zieht er an die laterale Unterschenkelseite, gelangt hinter den Malleolus externus und von dort über die laterale dorsale Seite des Fußes zu seinem Endpunkt im lateralen Nagelfalzwinkel der kleinen Zehe.

Ein innerer Ast verbindet den äußeren Meridian mit beiden Nieren und der Harnblase.

B 2: Lokalisation: Im Schnittpunkt einer Senkrechten durch den nasalen Lidwinkel mit der Augenbraue

Indikationen:

Lokal und regional: Trigeminusneuralgie, Stirnkopfschmerz, Sinusitis, Rhinitis, Conjunctivitis und Tic, Sinubronchiales Syndrom

Überregional: Okcipitaler Kopfschmerz, Schmerzen im Meridianverlauf, somit ist auch die Indikation Lumbalgie erklärbar

B 2 und der Punkt PdM bilden das "vordere magische Dreieck": Diese Punktkombination zeigt eine besonders intensive und breite Wirkung auf alle Schmerzen und Erkrankungen in diesem Bereich (regional und überregional).

B 4: Lokalisation: 2 QF lateral der Medianen, 2 QF innerhalb der Haargrenze

Indikationen:

Lokal und regional: Frontaler Kopfschmerz, Anosmie, Neigung zu Epistaxis
Allgemein: Vertigo

B 8: Lokalisation: 2 QF lateral der Medianen, auf dem Tuber des Os parietale

Indikationen:

Lokal: Migräne und Cephalea

Allgemein: In der chinesischen Literatur bei Petit Mal und Absencen

B 10: Lokalisation: Unterrand des Okziput, ca 2 QF paramedian

Indikationen:

Lokal: Schmerzen durch Blockierung des Atlanto-Okcipitalgelenkes
Regional: Cervikalsyndrom, okcipitaler und nuchaler Kopfschmerz
Überregional: Rhinitis, Sinusitis, Anosmie, Conjunctivitis, Migräne
Allgemein (nach Bischko): Gemeinsam mit dem Punkt G 20 bei vegetativer Dystonie

B 11: Lokalisation: 2 QF paramedian zwischen den Querfortsätzen Th 1 und Th 2

Indikationen:

Regional und überregional: Cervikalsyndrom, Schmerzen im Meridianverlauf, oft oppositionell als Fernpunkt bei Lumbalgie. Bronchitis, Asthma bronchiale (segmentreflektorische Wirkung)
Allgemein: Wirkung über Calcitonin auf den Knochenstoffwechsel

B 11 und LG 13 bilden das hintere magische Dreieck, wobei sich die Punkte in ihrer Wirkung gegenseitig verstärken.

B 13: Lokalisation: Zwischen den Querfortsätzen Th 3 und Th 4

Zustimmungspunkt des Lungenmeridians

Indikationen:

Lokal: Irritation im Bereich der Costotransversalgelenke oder der Intervertebralgelenke
Regional: Schmerzen der paravertebralen Muskulatur

Überregional und allgemein: Durch die segmentreflektorische Wirkung Asthma bronchiale, Bronchitis, Reizhusten (als Zustimmungspunkt des Lungenmeridians besonders bei subakuten und chronischen Erkrankungen des zugeordneten inneren Organs), Hauterkrankungen (Wirkung erklärbar durch den Funktionskreis Lunge-Dickdarm)

Bei allen folgenden Zustimmungspunkten steht die segmentreflektorische Wirkung auf die entsprechenden inneren Organe im Vordergrund und wird deshalb als Wirkmechanismus nicht gesondert erwähnt.

B 14: Lokalisation: Zwischen den Querfortsätzen Th 4 und Th 5

Zustimmungspunkt des Meridians Kreislauf-Sexualität

Indikationen:

Lokal: Triggerpunkt der paravertebralen Muskulatur
Überregional und allgemein: Chronische Zustandsbilder, die durch Störungen im Funktionskreis bedingt sind: Palpitationen, Rhythmusstörungen, Kreislaufregulationsstörungen und sexuelle Dysfunktionen

B 15: Lokalisation: Zwischen den Querfortsätzen Th 5 und Th 6

Zustimmungspunkt des Herzmeridians

Indikationen:

Lokal: Irritation im Bereich der Costotransversalgelenke oder der Intervertebralgelenke

Regional: Schmerzen der paravertebralen Muskulatur

Überregional und allgemein: Chronische Zustandsbilder, bedingt durch Störungen im Funktionskreis Herz-Dünndarm: Palpitationen, Kardiophobie, funktionelle Rhythmusstörungen, vegetative Labilität, Lampenfieber, Prüfungsangst, Konzentrationsschwäche, Schlafstörung (ausgelöst durch Hektik und Streß). Kardio-vertebrales Syndrom: Koronare Herzkrankheit, Zustand nach Myocardinfarkt (eine Erkrankung des inneren Organes führt zu einer Irritation des Achsenorgans). Vertebro-kardiales Syndrom (eine Störung des Achsenorgans bewirkt eine Irritation des inneren Organs)

B 17: Lokalisation: Zwischen den Querfortsätzen Th 7 und Th 8, entspricht der Höhe des Unterrandes der Skapula

Meisterpunkt des Zwerchfells

Indikationen:

Lokal: Druckschmerzhaftigkeit des Punktes bei Dorsalgie

Regional: Thorakolumbalgie

Überregional und allgemein: Durch die Hauptwirkung auf das Zwerchfell erklären sich Indikationen wie Asthma bronchiale, Bronchitis (Rückführung der Fehlatmung zur Normalatmung), Singultus, Erbrechen, Meteorismus und Roemheld-Syndrom. Weiters Kreislaufwirkung (venöser Schenkel), Anämie (als einer der 8 einflußreichen Punkte mit Wirkung auf das Blut)

B 18: Lokalisation: Zwischen den Querfortsätzen Th 9 und Th 10

Zustimmungspunkt des Lebermeridians

Indikationen:

Lokal und regional: Wie bei den anderen Zustimmungspunkten, wird deshalb nicht mehr gesondert erwähnt

Überregional und allgemein: Störungen im Funktionskreis Leber-Galle: Hepatopathie, Conjunctivitis, Tränenfluß, Muskelkrämpfe

B 19: Lokalisation: Zwischen den Querfortsätzen Th 10 und Th 11

Zustimmungspunkt des Gallenblasenmeridians

Indikationen:

Überregional und allgemein: Störungen im Funktionskreis Leber-Galle wie Postcholecystektomiesyndrom, Erbrechen usw.

B 20: Lokalisation: Zwischen den Querfortsätzen Th 11 und Th 12

Zustimmungspunkt des Meridians Milz-Pankreas

Indikationen:

Überregional und allgemein: Störungen im Funktionskreis Magen-Milz-Pankreas wie Meteorismus, Appetitlosigkeit, leichte Erschöpfbarkeit

B 21: Lokalisation: Zwischen den Querfortsätzen Th 12 und L 1

Zustimmungspunkt des Magenmeridians, Meisterpunkt des Magens

Indikationen:

Lokal und regional: Thorakolumbalgie (direkte Wirkung auf den thorakolumbalen Übergang), Lumbalgie, Dorsalgie

Überregional und allgemein: Ulcus ventriculi und duodeni, Gastroduodenitis, Erbrechen und Übelkeit, Singultus, Dyspepsie, Hyperemesis gravidarum

B 23: Lokalisation: Zwischen den Querfortsätzen L 2 und L 3

Zustimmungspunkt des Nierenmeridians

Indikationen:

Lokal und regional: Lumbalgie

Überregional und allgemein: Die corticotrope Wirkung erklärt Indikationen wie Affektionen der Haut (Ekzem, Akne, allergische Dermatitis usw.), weiters Asthma bronchiale, Gelenkserkrankungen und rheumatische Beschwerden. Erkrankungen, die eine Verschlechterung durch die innere Modalität Angst oder durch die äußere Modalität Kälte erfahren, lassen auf eine Irritation im Funktionskreis Niere-Blase schließen und können deshalb mit diesem Punkt behandelt werden (z.B. rezidivierende Durchfälle, Asthma, Gelenksbeschwerden). Irritationen im Urogenitalbereich wie Enuresis, Impotenz, Dysmenorrhoe, Amenorrhoe sowie Reizblase

B 25: Lokalisation: Zwischen den Querfortsätzen L 4 und L 5

Zustimmungspunkt des Dickdarmmeridians

Indikationen:

Regional: Lumbalgie

Überregional und allgemein: Obstipation und Diarrhoe, Meteorismus, Colitis

B 31: Lokalisation: 1 QF lateral von S1 über dem ersten Sakralloch, in der Mitte zwischen dem Unterrand der Spina iliaca posterior superior und der Medianen

Meisterpunkt des Klimakteriums

Indikationen:

Lokal: Schmerzen des Ileosacralgelenkes

Regional: Lumbalgie, Dorsalgie, Coxarthrose

Überregional und allgemein: Kopfschmerz, bes. hormonell bedingt, urogenitale Störungen, breite hormonelle Wirkung (Subfertilität, Klimax, auch Klimax virile)

B 39 (manchmal auch B 38, chin. B 43): Lokalisation: 4 QF paramedian am Oberrand der 4. Rippe, entspricht der Höhe des Dornfortsatzes Th 3

Indikationen:

Lokal und regional: Locus-dolendi-Punkt beim Interskapularsyndrom bzw. beim unteren Cervikalsyndrom

Überregional und allgemein: Asthma bronchiale, spastischer Bronchitis. Roborierende Wirkung in der Rekonvaleszenz, bei geschwächten Patienten sowie bei Anämie

B 47: Lokalisation: 4 QF paramedian in Höhe von B 23

Indikationen:

Lokal und regional: Lumbalgie

Überregional und allgemein: Wirkung auf den Urogenitalbereich bei Dysmenorrhoe, Impotenz und Reizblase. Durch corticotrope Wirkung (wie B 23) indiziert bei juckenden Dermatosen und chronischen Hauterkrankungen

B 50 (chin. B 36): Lokalisation: In der Mitte der Gesäßfalte, entspricht einem typischen Ischiasdruckpunkt (Valleix'scher Druckpunkt)

Indikationen:

Lokal und regional: Ischialgie

B 54 (chin. B 40): Lokalisation: In der Mitte der Kniekehle, Über dem Nervus tibialis und der Arteria poplitea

Indikationen:

Lokal und regional: Gonarthrose, Kontraktur der Kniebeugermuskulatur

Überregional: Paresen, Muskelschwäche und Schmerzen im Bereich der unteren Extremität, Coxarthrose, Schmerzen im Meridianverlauf

Allgemein: Hauterkrankungen (nach Bischko "Stoffwechselpunkt")

B 58: Lokalisation: Zunächst als Orientierungspunkt B 57: Winkel zwischen den beiden Mm. gastrocnemii. Von hier aus lateral über den M. gastrocnemius, nun vom Muskelrand 1 QF lateral und etwa 1 QF distal (direkt auf dem M. soleus)

Durchgangspunkt

Indikationen:

Regional: Gonarthrose

Überregional: Schmerzen im Meridianverlauf wie Kopfschmerzen, Lumbalgie, Lumboischialgie, Achillodynie, Arthralgie des Sprunggelenkes. Durchblutungsfördernde Wirkung im Unterschenkelbereich und damit die entsprechenden Indikationen wie Claudicatio intermittens und Wadenkrämpfe

Allgemein: Hauterkrankungen (ebenfalls "Stoffwechselpunkt")

B 60: Lokalisation: In der Mitte einer Linie zwischen höchstem Punkt des Malleolus externus und der Achillessehne, am Oberrand des Calcaneus

Meisterpunkt vertebragener Schmerzen

Indikationen:

Lokal und regional: Arthralgie des Sprunggelenkes, Achillodynie, Ödeme nach Gipsabnahme oder Traumata

Überregional: Schmerzen im Meridianverlauf: Cephalea, Cervikalsyndrom, Dorsalgie, Lumbalgie, Lumboischialgie und Gonarthrose. Entsprechend der Regel der korrespondierenden Meridiane dorsale Schulterschmerzen, Schmerzen im Dünndarm-Meridian-Verlauf, so z.B. auch Schmerzen im Bereich des Handgelenkes

B 62: Lokalisation: 3 QF unter dem höchsten Punkt des Malleolus externus, Farbumschlag der Haut

Kardinalpunkt

Indikationen:

Lokal: Knöchelschmerz

Regional: Schwellung nach Gipsabnahme

Überregional: Paresen und Spasmen der unteren Extremität, Cephalea, Vertigo, Tinnitus

Allgemein: Schlafstörungen (gemeinsam mit N 6)

B 64: Lokalisation: Lateral, in der Grube proximal der Basis des Metatarsale V

Quellpunkt

Indikationen:

Lokal: Schmerzen am lateralen Fußrand

Regional: Fußschwellungen nach Gipsabnahme

Überregional: Schmerzen im Meridianverlauf, wichtiger Fernpunkt bei Kopfschmerzen (als Quellpunkt), Neuralgien, Lumboischialgien sowie Cervikalsyndrom. Erkrankungen im Augenbereich wie Tic, Conjunctivitis und Blepharitis

Allgemein: Vertigo

B 67: Lokalisation: Lateraler Nagelfalzwinkel der kleinen Zehe

Tonisierungspunkt

Indikationen:

Überregional: Erkrankungen im Augenbereich wie Conjunctivitis, Blepharitis, Tic. Schmerzen im Meridianverlauf, besonders Kopfschmerzen

Allgemein: Geburtserleichterung und Geburtsvorbereitung

4. Nieren-Meridian:

Yin-Meridian
Zustimmungspunkt: B 23
Alarmpunkt: G 25

Tonisierungspunkt: N 7
Sedativpunkt: N 1 und N 2
Quellpunkt: N 3
Durchgangspunkt: N 4 (zu B 64)

Kardinalpunkt: N 6

gekoppelter Meridian: Blasenmeridian
korrespondierender Meridian: Herzmeridian

Der Meridian beginnt an der Fußsohle, gelangt an den Fußinnenrand, beschreibt eine Schleife hinter und unter dem Malleolus internus und zieht an der medialen Seite der Tibia zur Kreuzungszone der 3 Yin-Meridiane der unteren Extremität, weiter zum medialen Anteil des Kniegelenkes und über das hintere innere Drittel des Oberschenkels zum Symphysenoberrand. Als medialster der ventralen Meridiane gelangt er etwa 2 Querfinger paramedian nach proximal und endet im Winkel des Sternoklavikulargelenkes.

Innere Verläufe ziehen einerseits zum Os sacrum und zur Lendenwirbelsäule, anderseits schaffen sie eine Verbindung zu Harnblase, Nieren, Leber, Lunge und schließlich bis zur Zunge.

N 3: Lokalisation: Knapp hinter der Tibia, in Höhe der höchsten Stelle des Malleolus internus

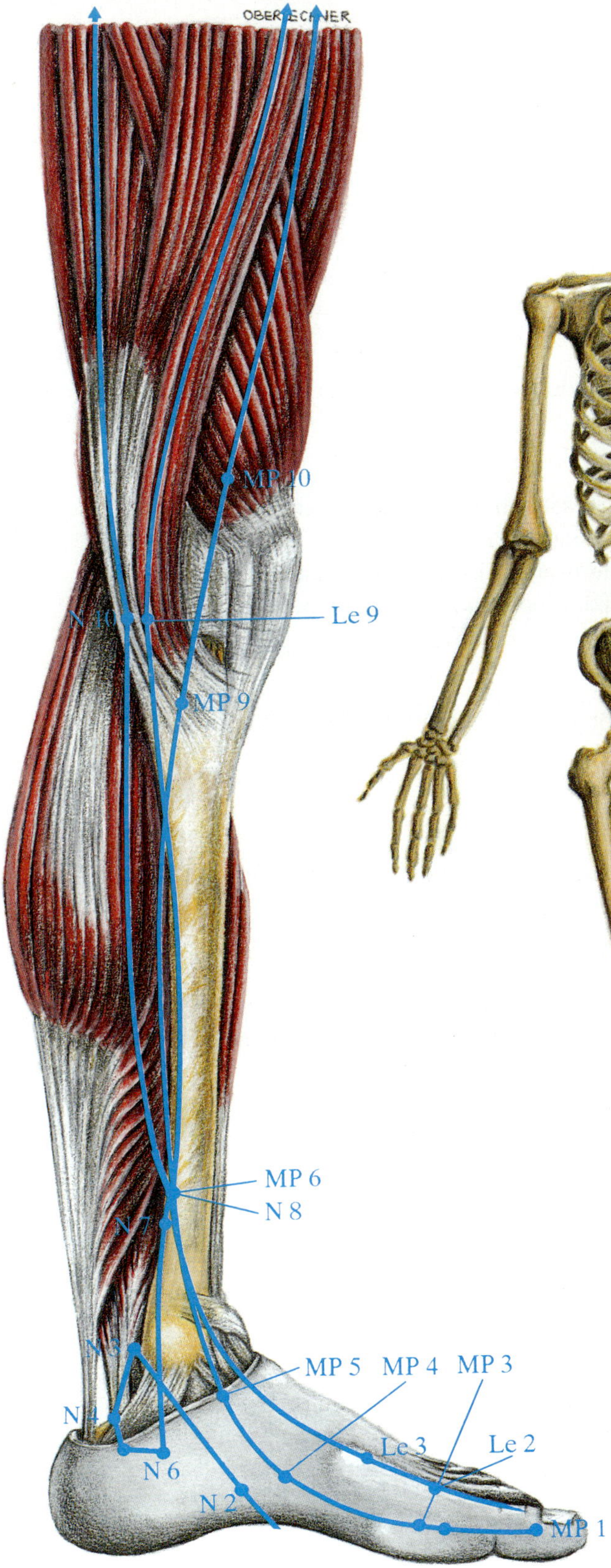

OBERLECHNER
MP 10
N 10
Le 9
MP 9
MP 6
N 8
N 7
N 3
MP 5
MP 4
MP 3
N 4
Le 3
Le 2
N 6
N 2
MP 1

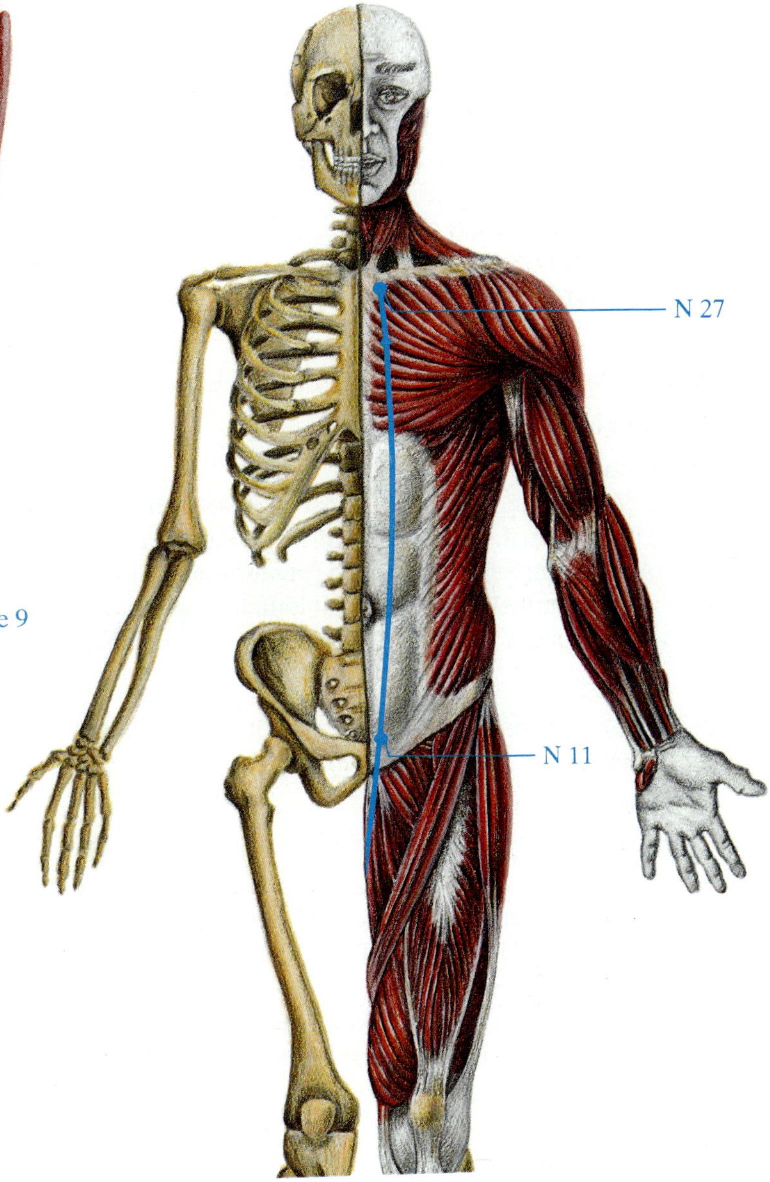

N 27
N 11

Quellpunkt

Indikationen:

Lokal und regional: Schmerzen im oberen Sprunggelenk, Ödem nach Gipsabnahme

Überregional und allgemein: Schmerzen im Meridianverlauf, Reizblase, Enuresis, Dysmenorrhoe, Amenorrhoe, Impotenz. Gemeinsam mit dem Punkt N 7 zur Umstimmungstherapie in der Rheumathologie

N 6: Lokalisation: 2 - 3 QF unter dem höchsten Punkt des Malleolus internus

Kardinalpunkt

Indikationen:

Lokal und regional: Ödem nach Gipsabnahme, Schmerzen im Sprunggelenk
Überregional: Schmerzen im Meridianverlauf
Allgemein: Schlafstörungen (gemeinsam mit B 62), Geburtserleichterung, durch hormonelle Wirksamkeit indiziert bei Migräne, Dysmenorrhoe. "Stoffwechselpunkt" nach Bischko

N 7: Lokalisation: 3 QF über dem höchsten Punkt des Malleolus internus, 1/2 QF hinter dem medialen Tibiarand

Tonisierungspunkt

Indikationen:

Regional und überregional: Schmerzen und Kältegefühl der unteren Extremität bis hinauf in die Lendengegend

Allgemein: Hypertonie. Der Modalität Kälte entsprechend indiziert bei kaltem Schweiß und Nachtschweiß mit Kältegefühl, der Modalität Angst entsprechend bei Ängstlichkeit, Angst mit Neigung zu Tachycardien. Gemeinsam mit dem Punkt N 3 zur Umstimmungstherapie in der Rheumathologie

N 8 (Kreuzungspunkt =MP 6, Le 5): Lokalisation: 4 QF über dem höchsten Punkt des Malleolus internus, über dem medialen Tibiarand

Indikationen: Siehe MP 6

N 10: Lokalisation: In der Kniegelenksfalte zwischen den Sehnen des M. semimembranaceus und M. semitendinosus

Indikationen:

Lokal und regional: Erkrankungen und Schmerzen des Kniegelenkes
Überregional: Schmerzen und Pruritus im Bereich des äußeren Genitales
Allgemein: Impotenz, Reizblase, Dysmenorrhoe und Amenorrhoe

N 11: Lokalisation: Am oberen Schambeinrand 1 QF paramedian

Indikationen:

Überregional: Sternosymphysales Syndrom nach Brügge. Durch Einfluß auf den gesamten Urogenitalbereich indiziert bei Dysmenorrhoe, Amenorrhoe, sexueller Dysfunktion und Reizblase

N 21: Lokalisation: 2 QF paramedian, Schnittpunkt mit dem Rippenbogenrand

Indikationen:

Überregional und allgemein: Hyperemesis gravidarum, Cardiospasmus und Oesophagospasmus, Singultus (segmentreflektorische Wirkung)

N 27: Lokalisation: Im Winkel des Sternoklaviculargelenkes

Indikationen:

Lokal: Schmerzen im Bereich des Sternoklaviculargelenkes
Regional: Schmerzen im Bereich des Schultergürtels
Überregional: Sternosymphysales Syndrom nach Brügge. Asthma bronchiale, besonders bei der Modalität "Verschlechterung durch Kälte" (Funktionskreis Niere-Blase)

5. Kreislauf-Sexualität-Meridian (KS):

Yin-Meridian
Zustimmungspunkt: B 14
Alarmpunkt: KS 1 und N 11

Tonisierungspunkt: KS 9
Sedativpunkt: KS 7
Quellpunkt: KS 7
Durchgangspunkt: KS 6 (zu 3E 4)

Kardinalpunkt: KS 6

gekoppelter Meridian: Dreifacher Erwärmer-Meridian
korrespondierender Meridian: Lebermeridian

Der Meridian beginnt thorakal im 4. Interkostalraum, lateral der Mamilla, gelangt über das ventrale mittlere Drittel des Oberarmes zur Ellbogenfalte, zieht weiter über den Unterarm zwischen den Sehnen des M. palmaris longus und des M. flexor carpi radialis zur Handinnenfläche und endet am radialen Nagelfalzwinkel des mittleren Fingers.

Als innerer Verlauf wird ein Ast zum Pericard (daher auch der englische Name "Pericardium"), ein weiterer in das Abdomen und ein dritter von der Handfläche zum Ringfinger (Verbindung zum nachfolgenden 3E-Meridian) beschrieben.

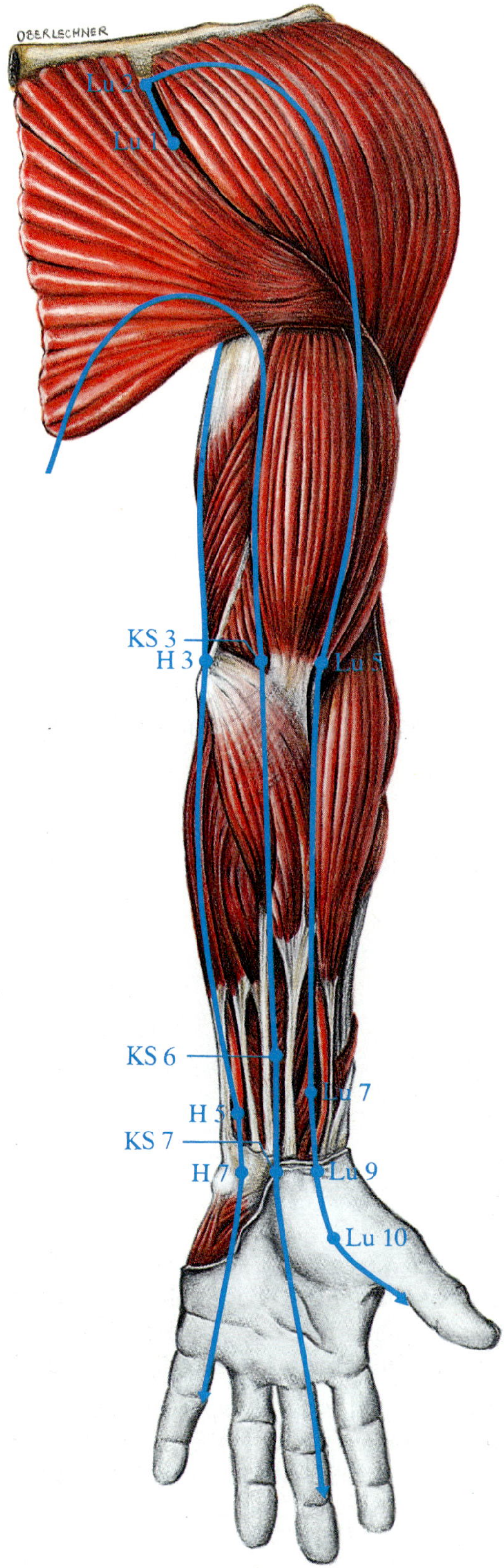

OBERLECHNER
Lu 2
Lu 1
KS 3
H 3
Lu 5
KS 6
Lu 7
H 5
KS 7
H 7
Lu 9
Lu 10

KS 3: Lokalisation: In der Ellenbogenfalte an der ulnaren (medialen) Seite der Bicepssehne

Indikationen:

Lokal und regional: Arthralgien des Ellenbogengelenkes

Überregional: Schmerzen im Meridianverlauf, Schulterschmerzen, Oppressionsgefühl im Thorax

KS 6: Lokalisation: In Unterarmmitte, 3 QF proximal der größten Handgelenksfurche (zwischen den Sehnen des M. palmaris longus und des M. flexor carpi radialis)

Durchgangspunkt, Kardinalpunkt

Indikationen:

Lokal und regional: Karpaltunnelsyndrom, Arthralgie des Handgelenkes, Ödeme der Unterarme nach Ablatio mammae oder nach Gipsabnahme

Überregional: Schmerzen im Meridianverlauf, d.h. Schmerzen im Bereich des Ellenbogengelenkes, des Armes und thorakal (Herpes zoster thoracalis). Paresen der oberen Extremität. Weitere Indikationen sind erklärbar durch den inneren Verlauf des Meridians: Oberbauchbeschwerden, Vomitus, Nausea, Singultus, funktionelle Arrhythmien, Palpitationen des Herzens

Allgemein: Durch breite hormonelle Wirkung und Beeinflussung der Kreislauffunktion ergeben sich Indikationen wie Migräne und Kopfschmerzen, allgemeine Schwächezustände, vegetative Dystonie, Regulationsstörungen, Schlafstörungen usw. KS 6 ist gemeinsam mit Di 4 der wichtigste Analgesiepunkt der oberen Körperhälfte

KS 7: Lokalisation: Mitte der Handgelenksfurche, zwischen den Sehnen des Musculus palmaris longus und M. flexor carpi radialis, direkt über dem Nervus medianus

Sedativpunkt, Quellpunkt

Indikationen:

Lokal und regional: Arthralgien des Handgelenkes, Karpaltunnelsyndrom

Überregional: Schmerzen im Meridianverlauf, besonders Interkostalneuralgie und Herpes zoster. Durch den inneren Verlauf erklärbare Indikationen wie Palpitationen, Herzrhythmusstörungen, Schmerzen im Epigastrium, Vomitus

Allgemein: Breite Indikationspalette durch Wirkung auf Kreislauf und auf das hormonelle Geschehen (ähnlich KS 6)

KS 9: Lokalisation: Nagelfalzwinkel des Mittelfingers, radial (daumenseitig)

Tonisierungspunkt

Indikationen:

Allgemein: Hypotone Dysregulation, gemeinsam mit H 9 und LG 26 indiziert bei Kollapszuständen während der Nadelung

6. Dreifacher Erwärmer (3 E):

Yang-Meridian
Zustimmungspunkt: B 22
Alarmpunkt: KG 5, sex. KG 7, dig. KG 12, resp. KG 17

Tonisierungspunkt: 3E 3
Sedativpunkt: 3E 10
Quellpunkt: 3E 4
Durchgangspunkt: 3E 5 (zu KS 7)

Kardinalpunkt: 3E 5

gekoppelter Meridian: Kreislauf-Sexualitätsmeridian
korrespondierender Meridian: Gallenblasenmeridian

Der Meridian beginnt im ulnaren Nagelfalzwinkel des Ringfingers, zieht an der Dorsalseite der Hand zwischen dem Metacarpale IV und V nach proximal und gelangt zwischen Ulna und Radius zur Fossa olecrani. Von hier zieht der Meridian im dorsalen mittleren Drittel des Oberarmes zur Schulter, über den oberen Trapeziusrand und die seitliche Halspartie zum Vorderrand des Mastoids, bildet eine Schleife um das Ohr und endet am lateralen Ende der Augenbraue.

Als innere Verläufe werden ein Ast zum Pericard, ein weiterer zum Abdomen und ein dritter im Gesichtsbereich als Verbindung zum nachfolgenden Gallenblasenmeridian angegeben.

3E 4: Lokalisation: Über dem Gelenksspalt Os hamatum - Metakarpale IV

Quellpunkt, Meisterpunkt des vasomotorischen Kopfschmerzes

Indikationen:

Lokal und regional: Schmerzen im Handgelenk

Überregional: Schmerzen im Meridianverlauf, sehr wichtiger Fernpunkt bei Schulterschmerzen

Allgemein: Vasomotorischer Kopfschmerz

3E 5: Lokalisation: 3 QF cranial der größten Handgelenksfalte, am radialen Ulnarand

Durchgangspunkt, Kardinalpunkt

Indikationen:

Lokal und regional: Schmerzen des Handgelenkes und der Fingergelenke

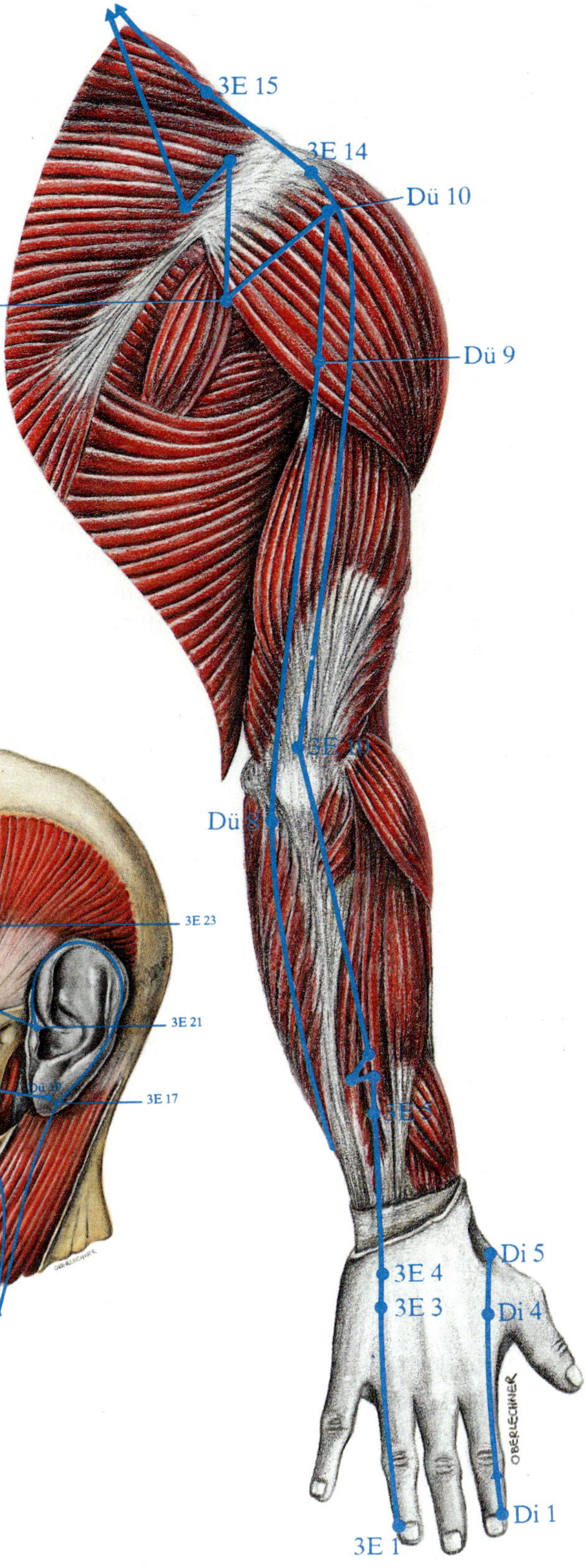
3E 15
3E 14
Dü 10
Dü 11
Dü 9
3E 10
Dü 8
3E 5
3E 4
3E 3
Di 5
Di 4
Di 1
3E 1
OBERLECHNER

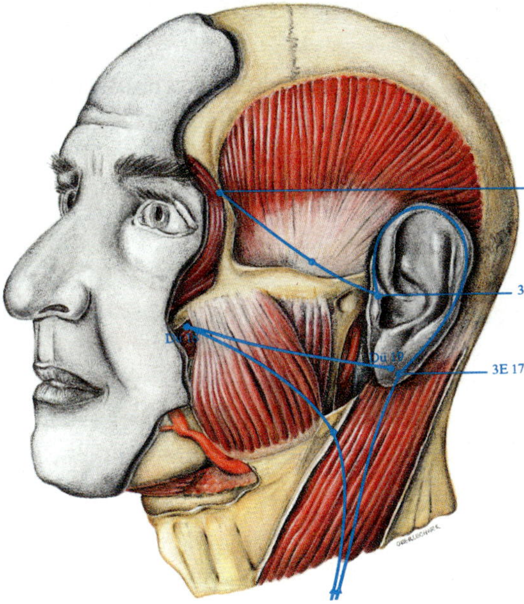
3E 23
3E 21
Dü 19
3E 17

Überregional: Parese der oberen Extremität. Schmerzen im Meridianverlauf, besonders Kopfschmerzen, die temporal gelegen sind. Tinnitus

Allgemein: Diesem Punkt wird eine "cortisonartige" Wirkung zugeschrieben. Dadurch ergeben sich Indikationen wie Hauterkrankungen, z.B. entzündliche Ekzeme, Erkrankungen des rheumatischen Formenkreises (besonders Befall kleiner Gelenke). Erkrankungen, die mit Klimafaktoren in Zusammenhang stehen (Auslösung oder Verschlechterung durch äußere Einflüsse)

3E 10: Lokalisation: Bei gestrecktem Arm in der Fossa olecrani, über dem proximalen Rand des Olekranons

Sedativpunkt

Indikationen:

Lokal und regional: Schmerzen im Ellenbogengelenk

Überregional: Schmerzen im Meridianverlauf, besonders schmerzhafte Verspannung der Nacken und Schultermuskulatur

Allgemein: Tinnitus, Vertigo sowie Erbrechen bei M. Menière. Ekzem. Psychische Erkrankungen aus Sorge

3E 14: Lokalisation: Grübchen unter dem Acromion, hinter der Bicepssehne

Indikationen:

Lokal, regional und überregional: Schmerzen im Schultergelenk, Periarthropathia humeroscapularis, Schulter-Arm-Syndrom, Schmerzen und Spannungsgefühl der Nacken-, Hals- und Schultermuskulatur

3E 15: Lokalisation: Oberer Trapeziusrand, Schultermitte, oft 1 bis 2 QF nach dorsal

Indikationen:

Lokal und regional: Schmerzen im Trapeziusbereich, Cervikalsyndrom, Schmerzen im Schultergürtel

Überregional: Schmerzen im Meridianverlauf wie z.B. Schulter-Arm-Syndrom

Allgemein: Der Punkt wird als hygrometrischer Punkt bezeichnet, das bedeutet den Einsatz bei allen Funktionsstörungen, Schmerzen und Erkrankungen, die durch Wettereinflüsse ausgelöst oder verschlechtert werden

3E 17: Lokalisation: Mastoidvorderrand, hinter dem Ohrläppchen

Indikationen:

Lokal: Lokus-dolendi-Punkt bei Cervikalsyndrom

Regional und überregional: Otitis externa, unterstützend bei Otitis media, Tinnitus, Facialisparese, Schmerzen im Kiefergelenk, Sinusitis, Rhinitis und Anosmie

3E 21: (Bischko 3E 23) Lokalisation: In einem Grübchen zwischen Tragus und oberem Ohrmuschelansatz

Indikationen:

Lokal: Schmerzen im Kiefergelenk

Regional und überregional: Tinnitus, Otitis externa, Schmerzen bei Otitis media (chin. Beiname: "Tor des Ohres"), Facialisparese, Trigeminusneuralgie, Trismus.

3E 22 (Kreuzungspunkt =G 3): Lokalisation: 1/2 QF cranial der Mitte des Jochbogens

Indikationen: Siehe G 3

3E 23: (Bischko 3E 21) Lokalisation: Laterales Ende der Augenbraue

Indikationen:

Lokal und regional: Conjunctivitis, Kopfschmerz, Migräne

Allgemein: Schwindel

7. Gallenblasen-Meridian (G):

Yang-Meridian
Zustimmungspunkt: B 19
Alarmpunkt: G 23 und G 24

Tonisierungspunkt: G 43
Sedativpunkt: G 38
Quellpunkt: G 40
Durchgangspunkt: G 37 (zu Le 3)

Kardinalpunkt: G 41

gekoppelter Meridian: Lebermeridian
korrespondierender Meridian: Dreifacher Erwärmer

Der Meridian beginnt im Winkel zwischen Jochbogen und Orbitalrand, zieht in mehreren Zick-Zack-Linien über die laterale Schädelseite zum dorsalen Anteil des Mastoids und weiter über die seitliche Halspartie zur vorderen Axillarlinie. Von dort gelangt er zum Ende der 12. Rippe, weiter zum Darmbeinkamm, über die Spina iliaca anterior superior zum Trochanter major und über den lateralen Oberschenkel zum Fibulaköpfchen. Von dort zieht er entlang des Fibulavorderrandes vor dem Malleolus externus zum Dorsum pedis, weiter zwischen Metatarsale IV und V zu seinem Endpunkt im lateralen Nagelfalzwinkel der 4. Zehe.

Der innere Verlauf des Meridians teilt sich in einen Ast zu Leber und Gallenblase und einen zweiten zum Os sacrum.

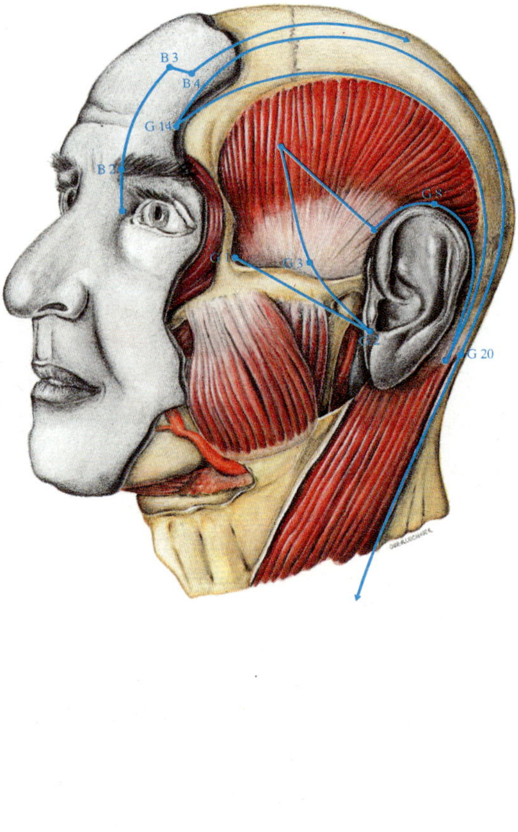
B 3
B 4
G 14
B 2
G 8
G 1
G 3
G 2
G 20

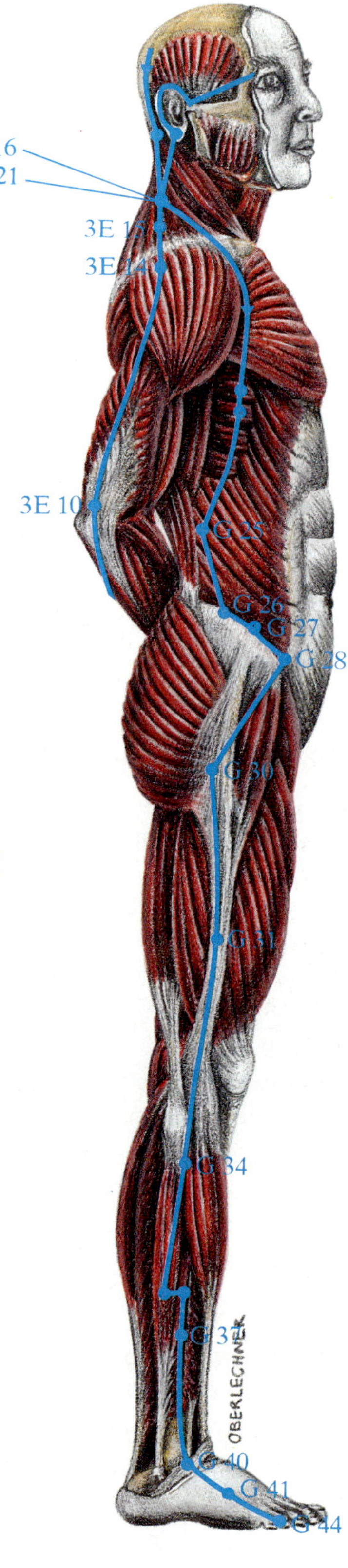
3E 16
G 21
3E 15
3E 14
3E 10
G 25
G 26
G 27
G 28
G 30
G 31
G 34
G 37
OBERLECHNER
G 40
G 41
G 44

G 1: Lokalisation: Im Winkel des Os zygomaticum

Indikationen:

Lokal und regional: Entzündliche Augenerkrankungen, Trigeminusneuralgie, Facialisparese, Migräne

G 3 (Kreuzungspunkt =3E 22): Lokalisation: 1/2 QF cranial der Mitte des Jochbogens

Indikationen:

Lokal, regional und überregional: Infolge einer durchblutungsfördernden Wirkung indiziert bei Kopfschmerzen und Migräne, Trigeminusneuralgie, Facialisparese, Rhinitis und Tinnitus

Allgemein: Durch starke hormonelle Wirkung Verwendung bei Regelstörungen, Subfertilität, Klimax usw.

G 8: Lokalisation: In einem Grübchen, 1 QF über und 2 QF hinter der Ohrmuschelspitze

Indikationen:

Lokal und regional: Tinnitus, Migräne, Vertigo

G 14: Lokalisation: In der Pupillarlinie, ca. 2 QF über den Augenbrauen

Indikationen:

Lokal und regional: Stirnkopfschmerz, Trigeminusneuralgie des 1. Astes, Tic und Conjunctivitis

Allgemein: Testpunkt bei Gallenerkrankungen, spasmolytische Wirkung bei Gallenkoliken (in dieser Indikation natürlich nur in Situationen verwendet, wo eine schulmedizinische Therapie nicht möglich ist)

G 17: Lokalisation: Über der Ohrmuschelspitze, 3 QF von der Medianen entfernt

Indikationen:

Lokal und regional: Migräne, Cephalea

Überregional: Tinnitus und Vertigo

G 20: Lokalisation: Unterrand des Okziput, in der Grube hinter dem Mastoid

Indikationen:

Lokal und regional: Cervikalsyndrom, Spannungskopfschmerz

Überregional: Migräne, Kopfschmerzen im Meridianverlauf, Tinnitus, Sinusitis

Allgemein: Schwindel, Zustand nach apoplektischem Insult, in Kombination mit B 10 bei vegetativer Dystonie

G 21 (Kreuzungspunkt =Dü 15, 3E 16): Lokalisation: Scharfer Knick des M. trapezius, medialer Beginn der Schulter

Indikationen:

Lokal und regional: Cervikalsyndrom, Nackensteife, Torticollis, Schulter-Arm-Syndrom, Interskapularsyndrom

G 25: Lokalisation: Freies Ende der 12. Rippe

Alarmpunkt der Niere

Indikationen:

Lokal und regional: Interkostalneuralgie, Herpes zoster

Überregional und allgemein: Gallen- und Nierenkoliken (diese Indikationen gelten natürlich nur in Situationen, wo eine schulmedizinische Therapie nicht möglich ist)

G 26: Lokalisation: Im Schnittpunkt der mittleren Axillarlinie mit dem Darmbeinkamm, entspricht dem höchsten Punkt des Darmbeinkammes

Indikationen:

Lokal und regional: Locus-dolendi-Punkt bei Lumbalgie

Überregional und allgemein: Schmerzen im Gallenblasenmeridian, Lumboischialgie, durch Wirkung auf das kleine Becken indiziert bei Dysmenorrhoe, Amenorrhoe, Impotenz und Reizblase

G 27: Lokalisation: Mitte zwischen G 26 und G 28

Indikationen:

Regional, überregional und allgemein: Schmerzen im Meridianverlauf. Wirkung auf das kleine Becken mit Indikationen wie Reizblase, Dysmenorrhoe, Amenorrhoe, Impotenz, ev. unterstützend bei Enuresis nocturna und bei Obstipation

G 28: Lokalisation: Spina iliaca anterior superior

Indikationen: Wie G 27

G 30: Lokalisation: Über Trochanter majus femoris, bei gestrecktem Bein knapp dahinter

Indikationen:

Lokal und regional: Coxarthrose, pseudoradikuläre Symptomatik

Überregional: Lumbalgie, Lumboischialgie, Schmerzen im Bereich der Ileosacralgelenke und der Kniegelenke

Allgemein: Testpunkt für Knochen- und Gelenkserkrankungen

G 31: Lokalisation: An der Außenseite des Oberschenkels, in "Habt-acht"-Stellung in Höhe der Spitze des Mittelfingers

Indikationen:

Lokal und regional: Schmerzen im Meridianverlauf, pseudoradikuläre Symptomatik, Lumboischialgie, Ausstrahlungsschmerz bei Coxarthrose

G 34: Lokalisation: In einem Grübchen vor und unter dem Fibulaköpfchen. Im Bereich des Punktes befindet sich der Ramus profundus des N. peronaeus

Meisterpunkt der Muskulatur

Indikationen:

Lokal und regional: Gonarthrose (vor allem bei lateralen Schmerzen)

Überregional: Schmerzen im Meridianverlauf (Coxarthrose, pseudoradikuläre Symptomatik, Kopfschmerz)

Allgemein: Als Meisterpunkt der Muskulatur zeigt er eine regulierende Wirkung auf den gesamten Muskeltonus (bes. Verwendung in der Sportmedizin). Entsprechende Indikationen: Paresen, besonders im Bereich der unteren Extremität, pseudoradikuläre Symptomatik, weiters Obstipation, Cholezystopathie (als Ho-Punkt ergibt sich eine direkte Wirkung auf das zugeordnete Hohlorgan). Psychische Labilität (G 34 ist einer der wichtigsten Punkte des Funktionskreises Leber-Gallenblase mit den Modalitäten Zorn und Aggression)

G 37: Lokalisation: 3 QF unter der Hälfte zwischen Kniegelenksspalt und höchstem Punkt des Malleolus externus, über dem lateralen Fibularand

Durchgangspunkt

Indikationen:

Regional und überregional: Wadenkrämpfe, Parästhesien, Schmerzen im Meridianverlauf (besonders thorakal). Indiziert bei Erkrankungen im Augenbereich wie Tic und Conjunctivitis, Migräne und Cephalea

Allgemein: Cholezystopathie, Gallenkoliken, Obstipation

G 40: Lokalisation: In dem Grübchen vor der Fibulaspitze, über dem Gelenk zwischen Calcaneus und Cuboid

Quellpunkt

Indikationen:

Lokal und regional: Arthralgie des Sprunggelenkes, Schmerzen nach Gipsabnahme

Überregional: Schmerzen im Meridianverlauf sowohl im Bereich der unteren Extremität (Gonarthrose, Coxarthrose) als auch thorakal (hier besonders bei Herpes zoster, Interkostalneuralgie und bei Schmerzen, ausgelöst durch Drehung des Körpers um die Längsachse). Weiters abdominelle Spasmen, Migräne, Cephalea, Conjunctivitis und Tic

G 41: Lokalisation: Im Winkel der Metatarsalia IV und V

Kardinalpunkt

Indikationen:

Lokal und regional: Metatarsalgie

Überregional: Schmerzen im Meridianverlauf, z.B. Schmerzen in der lateralen Thoraxregion, Trigeminusneuralgie

Allgemein: Wirkung auf Erkrankungen der großen Gelenke. Gemeinsam mit 3E 5 bei Polyarthralgie

8. Leber-Meridian (Le):

Yin-Meridian
Zustimmungspunkt: B 18
Alarmpunkt: Le 14

Tonisierungspunkt: Le 9 (chin. Le 8)
Sedativpunkt: Le 2
Quellpunkt: Le 3
Durchgangspunkt: Le 5 (zu G 40)

gekoppelter Meridian: Gallenblasenmeridian
korrespondierender Meridian: Kreislauf-Sexualität-Meridian

Der Meridian beginnt am lateralen Nagelfalzwinkel der großen Zehe, zieht zwischen Metatarsale I und II und vor dem Malleolus internus zur medialen Tibiakante und dort zur Kreuzungszone der 3 Yin-Meridiane der unteren Extremität. Er verläuft weiter zwischen Nieren- und Milz-Pankreas-Meridian über den Unterschenkel zum inneren Ende der Kniegelenksfalte, am Oberschenkel entlang des M. sartorius zur Inguinalregion und über das Abdomen zum Ende der 11. Rippe. Von hier gelangt er zu seinem Endpunkt im 6. Interkostalraum in der Medioklavikularlinie.

Der innerer Verlauf stellt eine Verbindung zu Leber, Gallenblase und Magen und weiter über den Thorax zu Hals, Mund und Auge und zuletzt bis zum höchsten Punkt des Schädels dar.

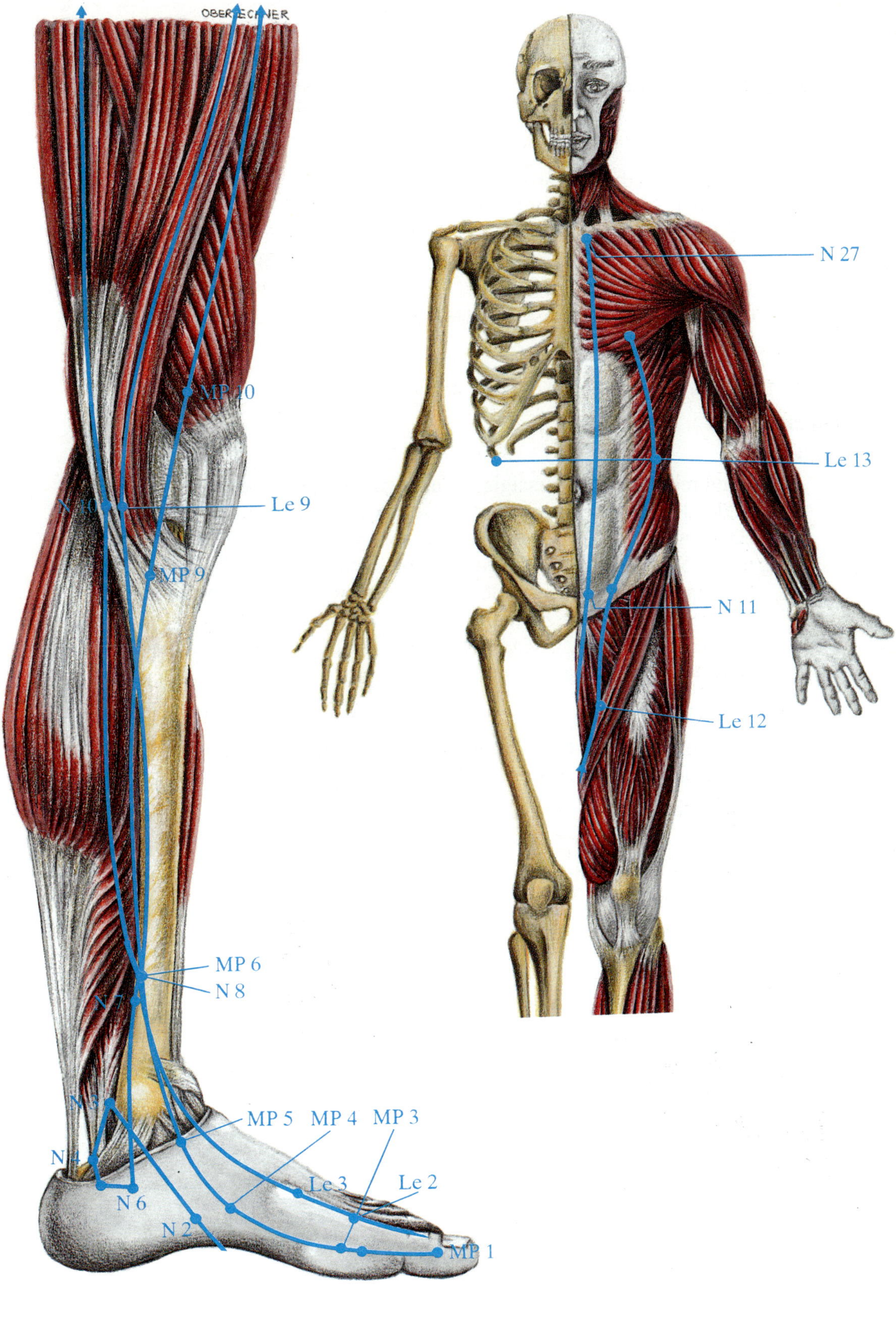
OBERTECHNER
MP 10
N 10
Le 9
MP 9
MP 6
N 8
N 7
N 3
MP 5
MP 4
MP 3
N 4
Le 3
Le 2
N 6
N 2
MP 1
N 27
Le 13
N 11
Le 12

Le 2: Lokalisation: Laterales Ende des Gelenksspaltes des Großzehengrundgelenks

Sedativpunkt

Indikationen:

Lokal und regional: Metatarsalgie

Überregional: Schmerzen im Meridianverlauf

Allgemein: Durch eine ausgeprägte somatisch spasmolytische Wirkung indiziert bei Spasmen im Bereich der unteren Extremität (z.B. Wadenkrämpfe oder spastische Paresen nach Insult), Dysmenorrhoe, spastische Obstipation, Enuresis nocturna, Reizblase, weiters bei Tic und Conjunctivitis

Le 3: Lokalisation: Im Winkel der Metatarsalia I und II

Quellpunkt

Indikationen:

Lokal und regional: Metatarsalgie, Schmerzen im Sprunggelenk

Überregional: Schmerzen im Meridianverlauf, u.a. Scheitelkopfschmerzen, erklärbar durch den inneren Verlauf des Meridians

Allgemein: Spasmolytische Wirkung und Indikationen wie Le 2. Zusätzlich durch die stimmungsstabilisierende Wirkung verwendet bei zornig aggressiver Stimmungslage oder bei nachfolgender Resignation, Schwindelzuständen und Schlaflosigkeit. Coxarthrose (erklärbar durch die Koppelung mit dem Gallenblasenmeridian)

Le 5 (Kreuzungspunkt = N 8, MP 6): Lokalisation: 4 QF über dem höchsten Punkt des Malleolus internus, über dem medialen Tibiarand

Indikationen: Siehe MP 6

Le 9 (chin. Le 8): Lokalisation: Mediales Ende der Kniegelenksfalte bei gebeugtem Knie

Tonisierungspunkt

Indikationen:

Lokal und regional: Gonarthrose

Überregional: Spannungsschmerzen und Paresen der Lenden-, Gesäß- und Beinmuskulatur, durch Wirkung bis in das kleine Becken Indikationen wie Enuresis nocturna, Dysmenorrhoe und Amenorrhoe

Allgemein: Roborierende Wirkung, bes. in der Rekonvaleszenz

Le 12 (Kreuzungspunkt = MP 11): Lokalisation: Im Winkel zwischen M. sartorius und M. adductor longus

Indikationen:

Regional und überregional: Arterielle Verschlußkrankheit (Bereich der Aa. femorales und iliacae)

Le 13 (Kreuzungspunkt = MP 15): Lokalisation: Über dem Ende der 11. Rippe, bei locker herabhängendem gebeugtem Arm in Höhe der Ellenbogenspitze

Alarmpunkt des Milz-Pankreas-Meridians

Indikationen:

Lokal und regional: Interkostalneuralgie, alle Oberbauchbeschwerden

Allgemein: Als einer der 8 einflußreichen Punkte mit Wirkung auf Funktionsstörungen der Vollorgane Indikationen bei Verdauungsstörungen und Erkrankungen innerer Organe. Weiters Inappetenz, Hyperemesis gravidarum, Colitis ulcerosa, M. Crohn, Ulcus ventriculi et duodeni. Asthma bronchiale, Hauterkrankungen, allgemeine Schwächezustände, in der Rekonvaleszenz. "Stoffwechselpunkt" nach Bischko

9. Lungen-Meridian (Lu):

Yin-Meridian
Zustimmungspunkt: B 13
Alarmpunkt: Lu 1

Tonisierungspunkt: Lu 9
Sedativpunkt: Lu 5
Quellpunkt: Lu 9
Durchgangspunkt: Lu 7 (zu Di 4)

Kardinalpunkt: Lu 7

gekoppelter Meridian: Dickdarmmeridian
korrespondierender Meridian: Milz-Pankreasmeridian

Der Meridian beginnt am Thorax im 3. Interkostalraum am Rand des M. deltoideus, zieht einen ICR höher und dann im inneren vorderen Drittel des Oberarmes nach distal, gelangt über die Ellbogenfalte in die Radialisrinne und weiter über den Thenar zu seinem Endpunkt am ulnaren Nagelfalzwinkel des Daumens. Der innere Verlauf verbindet Trachea, die Lungen und den Dickdarm mit dem äußeren Meridianverlauf.

Lu 1: Lokalisation: Ein Interkostalraum tiefer als Lu 2, am Rand des M. deltoideus

Alarmpunkt des Lungenmeridians

Indikationen:

Lokal und regional: Schmerzen des Schultergelenkes ventral

Überregional: Schmerzen im Meridianverlauf

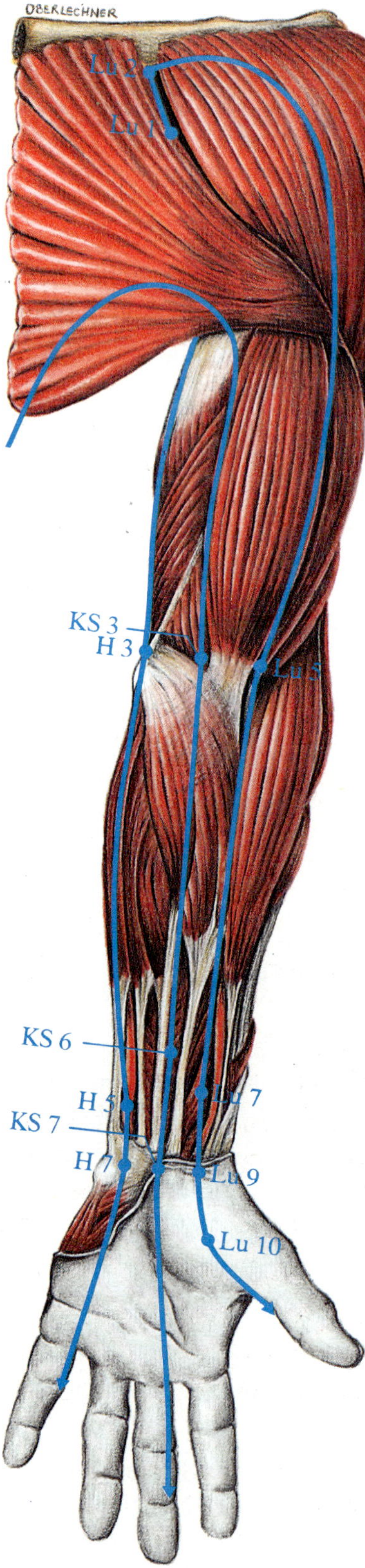

OBERLECHNER
Lu 2
Lu 1
KS 3
H 3
Lu 5
KS 6
H 5
Lu 7
KS 7
H 7
Lu 9
Lu 10

Überregional und allgemein: Asthma bronchiale, spastische Bronchitis

Lu 2: Lokalisation: Im Winkel zwischen M. deltoideus und Unterrand der Clavicula (im Trigonum deltoideo-pectorale)

Indikationen:

Wie Lu 1. Durch Palpation wird der empfindlichere Punkt von beiden bestimmt und verwendet

Lu 5: Lokalisation: In der Mitte der Ellbogenfalte, radial (lateral) der Bicepssehne

Sedativpunkt

Indikationen:

Lokal und regional: Schmerzen im Ellbogengelenk

Regional und überregional: Schmerzen im Meridianverlauf (bes. Schulter)

Allgemein: Asthma bronchiale, Bronchitis sowie Tonsillitis bzw. zur Nachbehandlung nach Tonsillektomie, weiters Hautaffektionen im Bereich des Gesichtes

Lu 7: Lokalisation: 2 QF proximal der größten Handgelenksfurche, über der Arteria radialis

Durchgangspunkt, Kardinalpunkt

Indikationen:

Lokal: Karpaltunnelsyndrom

Regional: Schmerzen im Handgelenksbereich

Überregional: Schmerzen im Meridianverlauf, z.B. Schulterschmerzen

Allgemein: Erklärbar durch die Teilaspekte des Funktionskreises Lunge-Dickdarm: Rhinitis, Sinusitis, Trigeminusneuralgie, Kopfschmerz, Facialisparese, Asthma bronchiale, spastische Bronchitis, Hauterkrankungen wie Akne, Ekzem, Neurodermitis und dergleichen. Stauungen und Schwellungen im ganzen Körper (z.B. nach Traumata, Sinusitis u.a.), erklärbar durch den Einfluß auf die Atmung: Verbesserung des inspiratorische Soges bewirkt einen höheren negativen intrathorakalen Druck und damit einen verstärkten Rückstrom zum Herzen sowohl im großen und kleinen Kreislauf als auch im Ductus thoracicus

Lu 9: Lokalisation: Über der Arteria radialis in Höhe der größten Handgelenksfurche

Tonisierungspunkt, Quellpunkt

Indikationen:

Lokal und regional: Schmerzen im Handgelenksbereich

Überregional: Schmerzen im Meridianverlauf

Allgemein: Asthma bronchiale, Bronchitis, Kreislaufschwäche und allgemeine Erschöpfung. Die beiden letzten Indikationen erklären sich durch die Bedeutung als einer der "8 einflußreichen Punkte" mit Wirkung auf die Blutgefäße. Hauterkrankungen wie Akne, Ekzem, Neurodermitis und dergleichen

Lu 10: Lokalisation: In der Thenarmitte

Indikationen:

Lokal: Schmerzen im Carpo-Metakarpalgelenk

Lu 11: Lokalisation: Im Nagelfalzwinkel des Daumens, zeigefingerseitig

Meisterpunkt der Halskrankheiten

Indikationen:

Überregional: Pharyngitis, Laryngitis, Schmerzen bei Tonsillitis
Allgemein: Fieberhafte Erkrankungen

10. Dickdarm-Meridian (Di):

Yang-Meridian
Zustimmungspunkt: B 25
Alarmpunkt: M 25

Tonisierungspunkt: Di 11
Sedativpunkt: Di 2 und Di 3
Quellpunkt: Di 4
Durchgangspunkt: Di 6 (zu Lu 9)

gekoppelter Meridian: Lungenmeridian
korrespondierender Meridian: Magenmeridian

Der Meridian beginnt am radialen Nagelfalzwinkel des Zeigefingers, zieht zwischen Metakarpale I und II und weiter im äußeren vorderen Drittel des Unterarmes zum lateralen Ende der Ellbogenfalte. Von dort verläuft er über den Ansatzpunkt des M. deltoideus zum höchsten Punkt der Schulter und gelangt über die seitliche Halspartie zur Nasolabialfalte und endet am höchsten Punkt derselben.
Der innere Verlauf verbindet die Lungen und den Dickdarm mit dem äußeren Verlauf.

Di 1: Lokalisation: Im Nagelfalzwinkel des Zeigefingers, daumenseitig

Indikationen:

Überregional: Schmerzen im Meridianverlauf, bes. Schulterschmerzen und Zahnschmerzen im Unterkiefer

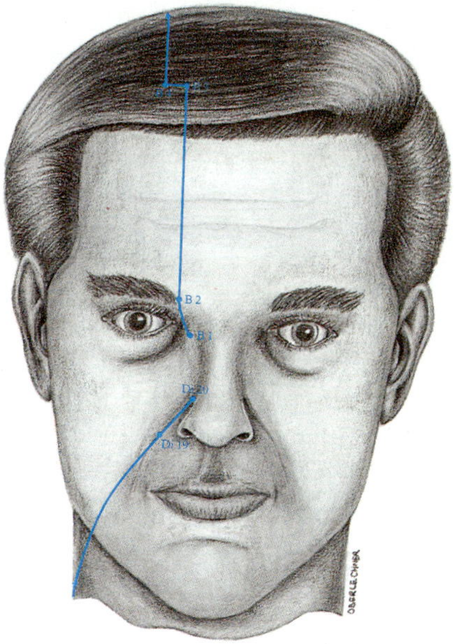
B 2
B 1
Di 20
Di 19

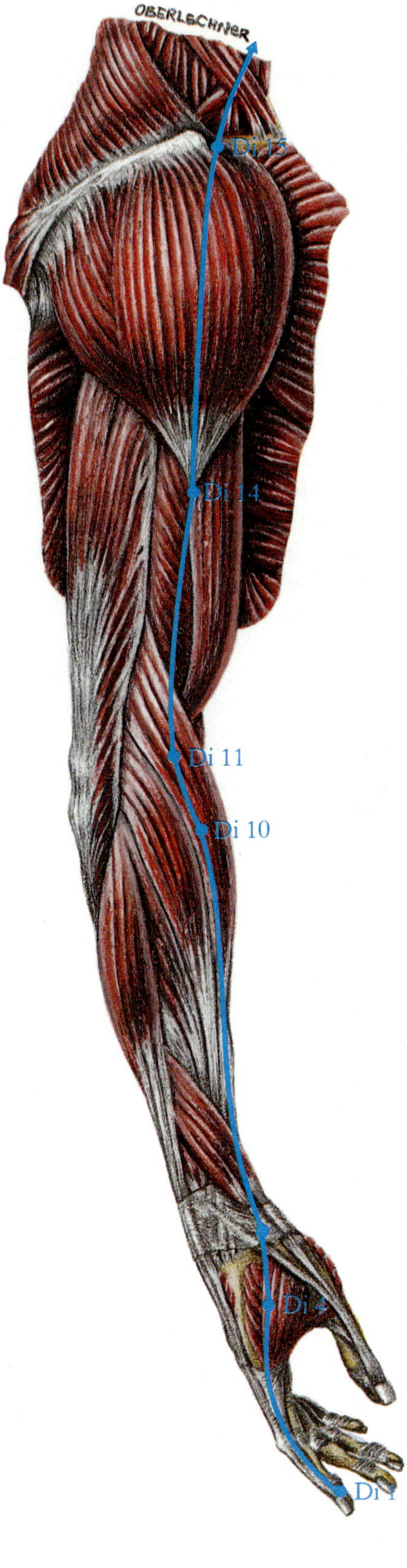
OBERLECHNER
Di 15
Di 14
Di 11
Di 10
Di 4
Di 1

Di 4: Lokalisation: Höchste Stelle des Wulstes des Musculus interosseus dorsalis zwischen Metakarpale I und II, Richtung Metakarpale II

Quellpunkt

Indikationen:

Lokal: Rhizarthrose

Regional: Schmerzen im Handgelenk

Überregional: Schmerzen im Meridianverlauf wie Epicondylopathia radialis, Schulterschmerz, Trigeminusneuralgien, Gesichtskopfschmerz, Zahnschmerz, Facialisparese. Paresen der oberen Extremität

Allgemein: Starke Schleimhautwirkung, dadurch Indikationen wie Rhinitis, Sinusitis, Sinubronchiales Syndrom, Asthma bronchiale, weiters Colitis ulcerosa, Morbus Crohn, Gastritis, Ulcus duodeni und ventriculi sowie Obstipation. Ekzem und Neurodermitis (Beziehung des Funktionskreises Lunge-Dickdarm zur Haut). Fieberhafte Erkrankungen, Wehenschwäche. Gemeinsam mit KS 6 wichtigster Analgesiepunkt der oberen Körperhälfte. "Stoffwechselpunkt"

Di 10: Lokalisation: 3 QF distal der Ellenbogenfalte über dem M. brachioradialis, in der Tiefe liegt der Ramus profundus des N. radialis

Indikationen:

Regional: Schmerzen im Ellenbogenbereich, Epicondylopathia radialis

Überregional: Schmerzen im Meridianverlauf, vor allem Schulterschmerzen. Paresen der oberen Extremität

Allgemein: Obstipation

Di 11: Lokalisation: Laterales Ende der Ellenbogenfalte bei gebeugtem Arm

Tonisierungspunkt

Indikationen:

Lokal und regional: Epicondylopathia radialis

Überregional: Schmerzen im Meridianverlauf wie Schulter-Arm-Syndrom, Periarthropathia humeroscapularis. Paresen der oberen Extremität

Allgemein: Obstipation, Hautaffektionen wie Ekzem, Neurodermitis, Akne und Urticaria

Di 14: Lokalisation: Ansatz des M. deltoideus

Indikationen:

Lokal und regional: Schmerzen bei Abduktion des Armes, Schulter-Arm-Syndrom, Periarthropathia humeroscapularis

Überregional: Epicondylopathia radialis

Di 15: Lokalisation: Im Grübchen vor und unterhalb des Akromions, am Vorderrand der Bicepssehne

Meisterpunkt der Schulter

Indikationen:

Lokal: Schmerzen im Schulterbereich
Regional: Schulter-Arm-Syndrom
Überregional: Paresen der oberen Extremität

Di 19: Lokalisation: Nasolabialfalte, Höhe des Nasenloches

Indikationen:

Lokal und regional: Rhinitis, Sinusitis, Anosmie, Sinubronchiales Syndrom, Trigeminusneuralgie und Facialisparese

Di 20: Lokalisation: Ende der Nasolabialfalte

Indikationen:

Wie Di 19

11. Magen-Meridian (M):

Yang-Meridian
Zustimmungspunkt: B 21
Alarmpunkt: KG 12

Tonisierungspunkt: M 41
Sedativpunkt: M 45
Quellpunkt: M 42
Durchgangspunkt: M 40 (zu MP 3)

gekoppelter Meridian: Milz-Pankreasmeridian
korrespondierender Meridian: Dickdarmmeridian

Der Meridian beginnt in der Schläfengrube, zieht zunächst zum Angulus mandibulae, von dort nach proximal unter das Auge, dann in der Pupillarlinie nach distal bis in Mundhöhe und weiter über die Mandibulakante und die vordere Halspartie in die Supraklavikulargrube zwischen die beiden Ansätze des M. sternocleidomastoideus. Von dort verläuft er in der Medioklavikularlinie über den Thorax, schneidet den Rippenbogenrand und gelangt am Rand des M. rectus abdominis zum Oberrand der Symphyse. Er zieht weiter im äußeren vorderen Drittel des Oberschenkels zur lateralen Seite der Patella und entlang des M. tibialis anterior über die Fußwurzelmitte zum Dorsum pedis und endet am lateralen Nagelfalzwinkel der 2. Zehe.
Der innere Verlauf stellt eine Verbindung zu Magen und Milz dar.

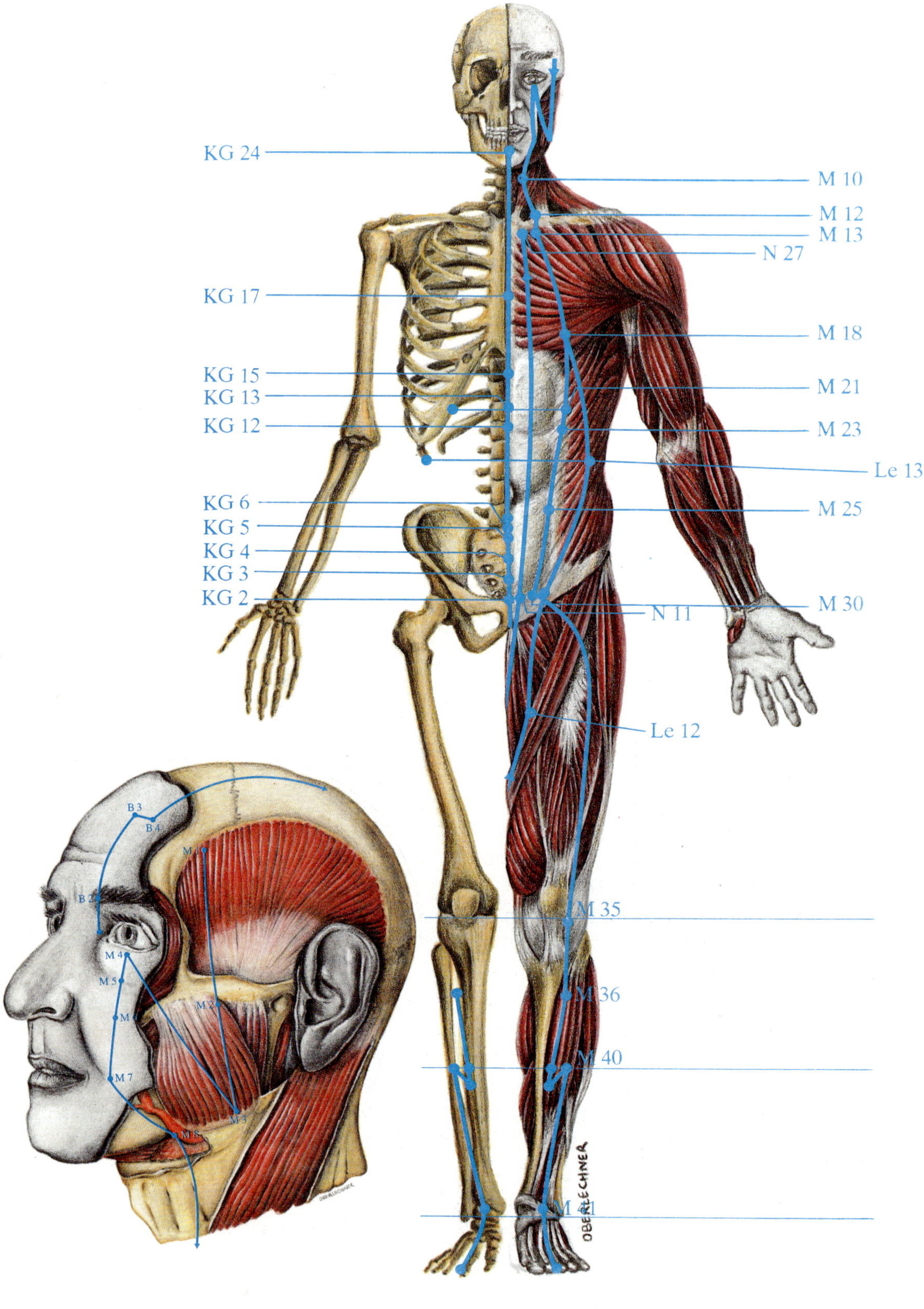

KG 24
M 10
M 12
M 13
N 27
KG 17
M 18
KG 15
KG 13
KG 12
M 21
M 23
Le 13
KG 6
KG 5
KG 4
KG 3
KG 2
M 25
M 30
N 11
Le 12
M 35
M 36
M 40
M 41
OBERLECHNER
B 3
B 4
M 1
B 2
M 4
M 5
M 6
M 2
M 7
M 3
M 8

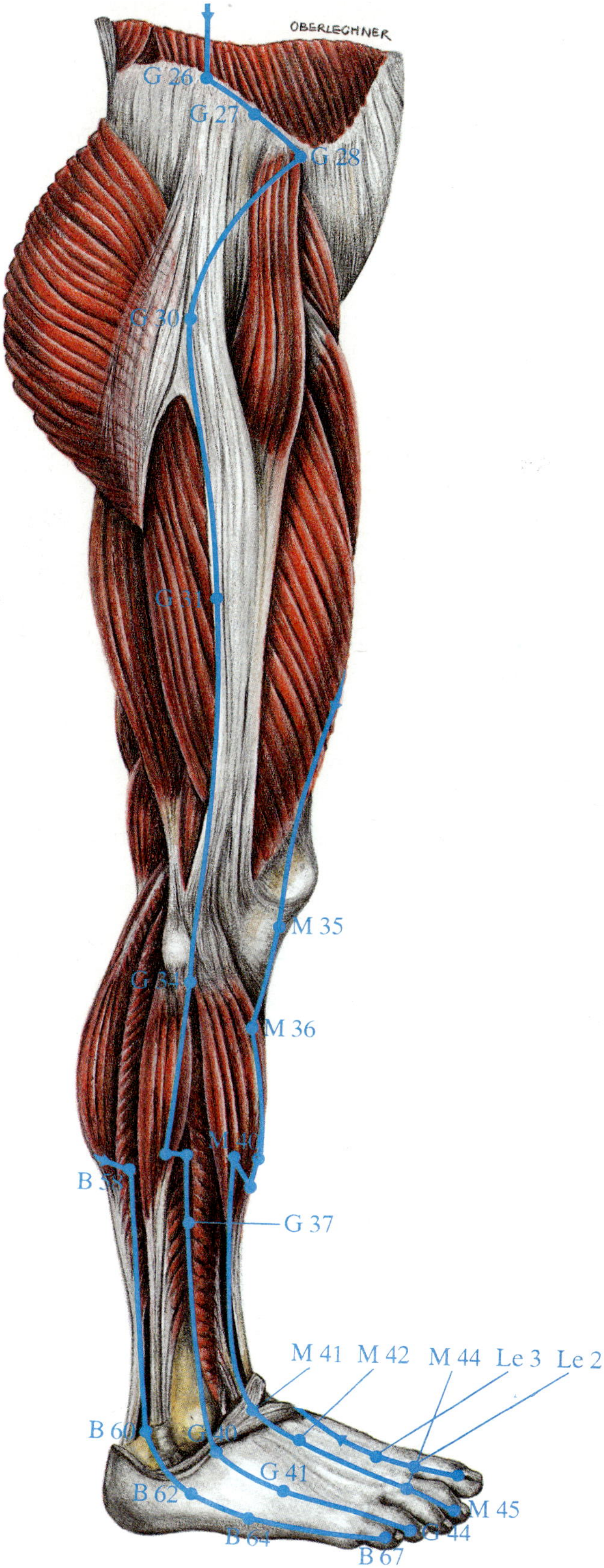

OBERLECHNER
G 26
G 27
G 28
G 30
G 31
M 35
G 34
M 36
M 40
B 58
G 37
M 41
M 42
M 44
Le 3
Le 2
B 60
G 40
G 41
B 62
M 45
G 44
B 64
B 67

M 2 (chin. M 7): Lokalisation: In der Mitte des M. masseter am Unterrand des Jochbogens

Indikationen:

Lokal und regional: Facialisparese, Trigeminusneuralgie, Tic, Sinusitis, Trismus, Arthralgie des Kiefergelenkes, Zahnschmerz, Stottern

M 3 (chin. M 6): Lokalisation: Am M. masseter, etwas medial und cranial vom Angulus mandibulae

Indikationen:

Lokal und regional: Facialisparese, Zahnschmerz, Trismus, Trigeminusneuralgie, Stottern

M 5 (chin. M 2): Lokalisation: In der Pupillarlinie, Höhe des Foramen infraorbitale

Indikationen:

Lokal und regional: Sinusitis, Zahnschmerz, Trigeminusneuralgie und Facialisparese

M 6 (chin. M 3): Lokalisation: In der Pupillarlinie in Nasenlochhöhe

Indikationen:

Lokal und regional: Sinusitis, Facialisparese, Trigeminusneuralgie, Zahnschmerz, Stottern und Tic

M 7 (chin. M 4): Lokalisation: In der Pupillarlinie in Mundwinkelhöhe

Indikationen:

Lokal und regional: Facialisparese, Trigeminusneuralgie, Zahnschmerz, Stottern

M 8 (chin. M 5): Lokalisation: Unterrand der Mandibula, ca. 1 - 1 1/2 QF lateral der Pupillarlinie (Pulstaststelle der A. facialis)

Indikationen:

Lokal und regional: Trigeminusneuralgie, Facialisparese, Stottern

M 10: Lokalisation: Vorderrand des M. sternocleidomastoideus, Mitte des Schildknorpels

Indikationen:

Lokal und regional: Heiserkeit, Stimmermüdung (bes. bei Sängern)

Allgemein: Vegetative Dystonie (erklärbar durch direkte regulative Wirkung auf die Schilddrüse)

M 12: Lokalisation: Am Oberrand der Clavicula, zwischen den Ansätzen des M. sternocleidomastoideus, neben dem lateralen Teil

Indikationen:

Lokal und regional: Hypertonus des M. sternocleidomastoideus oder der Mm. scaleni

Überregional und allgemein: Singultus, Aufstoßen, Sodbrennen, Übelkeit und Schmerzen durch Spasmen im Gastrointestinaltrakt

M 13: Lokalisation: In der Verlängerung des lateralen Teiles des M. sternocleidomastoideus am Unterrand der Clavicula

Indikationen:

Überregional (segmentreflektorisch) und allgemein: Asthma bronchiale, Bronchitis, Singultus, Gastritis

M 21: Lokalisation: Schnittpunkt der Medioklavikularlinie mit dem Rippenbogenrand, zumeist in Höhe von KG 12

Indikationen:

Regional, überregional (segmentreflektorisch) und allgemein: Oberbauchbeschwerden, Ulcus duodeni und ventriculi, Gastritis, Singultus, Hyperemesis gravidarum

M 23: Lokalisation: 2 QF distal von M 21

Indikationen: Wie M 21

M 25: Lokalisation: Ca. 1 QF distal des Nabels und 4 QF paramedian am Rand des M. rectus abdominis

Alarmpunkt des Dickdarms

Indikationen:

Regional, überregional (segmentreflektorisch) und allgemein: Colitis ulcerosa, Morbus Crohn, Obstipation, Diarrhoe und Meteorismus, Colon irritabile

M 30: Lokalisation: Oberrand der Symphyse, 2 QF paramedian

Indikationen:

Regional und überregional: Unterstützend bei Obstipation und Meteorismus. Durch Wirkung auf das kleine Becken indiziert bei Impotenz, Dysmenorrhoe, Amenorrhoe, Reizblase, Subfertilität und Adnexopathie

M 35: Lokalisation: Lateral des Lig. patellae am Unterrand der Patella bei gebeugtem Knie ("äußeres Knieauge")

Indikationen:

Lokal und regional: Gonarthrose

M 36: Lokalisation: 2 QF unter Galle 34 und 1 1/2 bis 2 QF lateral der Tibiakante auf dem M. tibialis anterior

Indikationen:

Lokal und regional: Erkrankungen des Kniegelenkes. Spasmen, Paresen und Durchblutungsstörungen (chin. Beiname: "3 Dörfer") der unteren Extremität

Überregional: Schmerzen und Erkrankungen im Meridianverlauf wie Trigeminusneuralgie, Kopfschmerz und Migräne

Allgemein: Durch eine regulierende Wirkung auf Kreislauffunktionen sowohl bei Hypotonie als auch bei Hypertonie verwendet. Weiters psychisch ausgleichende Wirkung (chin. Beiname: "die asiatische Ruhe"). Direkte Wirkung auf das zugeordnete Organ Magen (Ho-Punkt), damit Indikationen wie Ulcus duodeni, Ulcus ventriculi, Gastritis, Inappetenz, Übelkeit, Erbrechen. Allgemein spasmolytisch und analgetisch wirksam im gesamten Magen-Darm-Trakt. Schlaflosigkeit durch Sorge. Gemeinsam mit MP 6 wichtigster Analgesiepunkt der unteren Körperhälfte

M 40: Lokalisation: Mitte zwischen Kniegelenksspalt und höchstem Punkt des Malleolus externus, knapp vor der Vorderkante der Fibula

Durchgangspunkt

Indikationen:

Lokal und regional: Wadenkrämpfe, Parästhesien im vorderen, äußeren Drittel des Unterschenkels, Durchblutungsstörungen der unteren Extremität

Überregional: Schmerzen im Meridianverlauf

Allgemein: Sekretolytische Wirkung, daher indiziert bei Asthma bronchiale und Bronchitis, weiters spasmolytische Wirkung (z.B. bei Dyspepsie)

M 41: Lokalisation: Unterrand der Tibia, in der Fußwurzelmitte

Tonisierungspunkt

Indikationen:

Lokal und regional: Arthralgie des Sprunggelenkes

Überregional: Dem Meridianverlauf entsprechend Conjunctivitis, Cephalea, Trigeminusneuralgie und Facialisparese

Allgemein: Atonische Obstipation, Hyposekretion des Magens

M 42: Lokalisation: Ca. 2 QF distal von M 41, am höchsten Punkt des Fußrückens, über der A. dorsalis pedis (Gelenk zwischen Os naviculare und cuneiforme II und III)

Quellpunkt

Indikationen:

Lokal und regional: Metatarsalgie, Schmerzen im Sprunggelenk

Überregional: Conjunctivitis, Facialisparese, Trigeminusneuralgie, Zahnschmerz, Gingivitis, Stomatitis

Allgemein: Obstipation und Meteorismus, Hyper- und Hypoazidität

M 44: Lokalisation: Im Winkel der Grundgelenke von 2. und 3. Zehe

Indikationen:

Überregional: Schmerzen und Erkrankungen im Meridianverlauf wie Trigeminusneuralgie, Kopfschmerz, Conjunctivitis, Zahnschmerz

Allgemein: Hyperazidität, Hypersekretion. Indiziert bei allen Zuständen, die sich nachts verschlechtern (Enuresis, Schlafstörung und Schmerzen im Meridianverlauf)

M 45: Lokalisation: Nagelfalzwinkel der 2. Zehe lateral

Sedativpunkt

Indikationen:

Überregional: Kopfschmerz, Conjunctivitis

Allgemein: Hyperazidität und Hypersekretion

12. Milz-Pankreas-Meridian (MP):

Yin-Meridian
Zustimmungspunkt: B 20
Alarmpunkt: Le 13

Tonisierungspunkt: MP 2
Sedativpunkt: MP 5
Quellpunkt: MP 3
Durchgangspunkt: MP 4 (zu M 42)

Kardinalpunkt: MP 4

gekoppelter Meridian: Magenmeridian
korrespondierender Meridian: Lungenmeridian

Der Meridian beginnt am medialen Nagelfalzwinkel der großen Zehe, zieht am inneren Fußrand und vor dem Malleolus internus zur medialen Tibiakante und dort zur Kreuzungszone der drei Yin-Meridiane. Von dort gelangt er über den Epicondylus

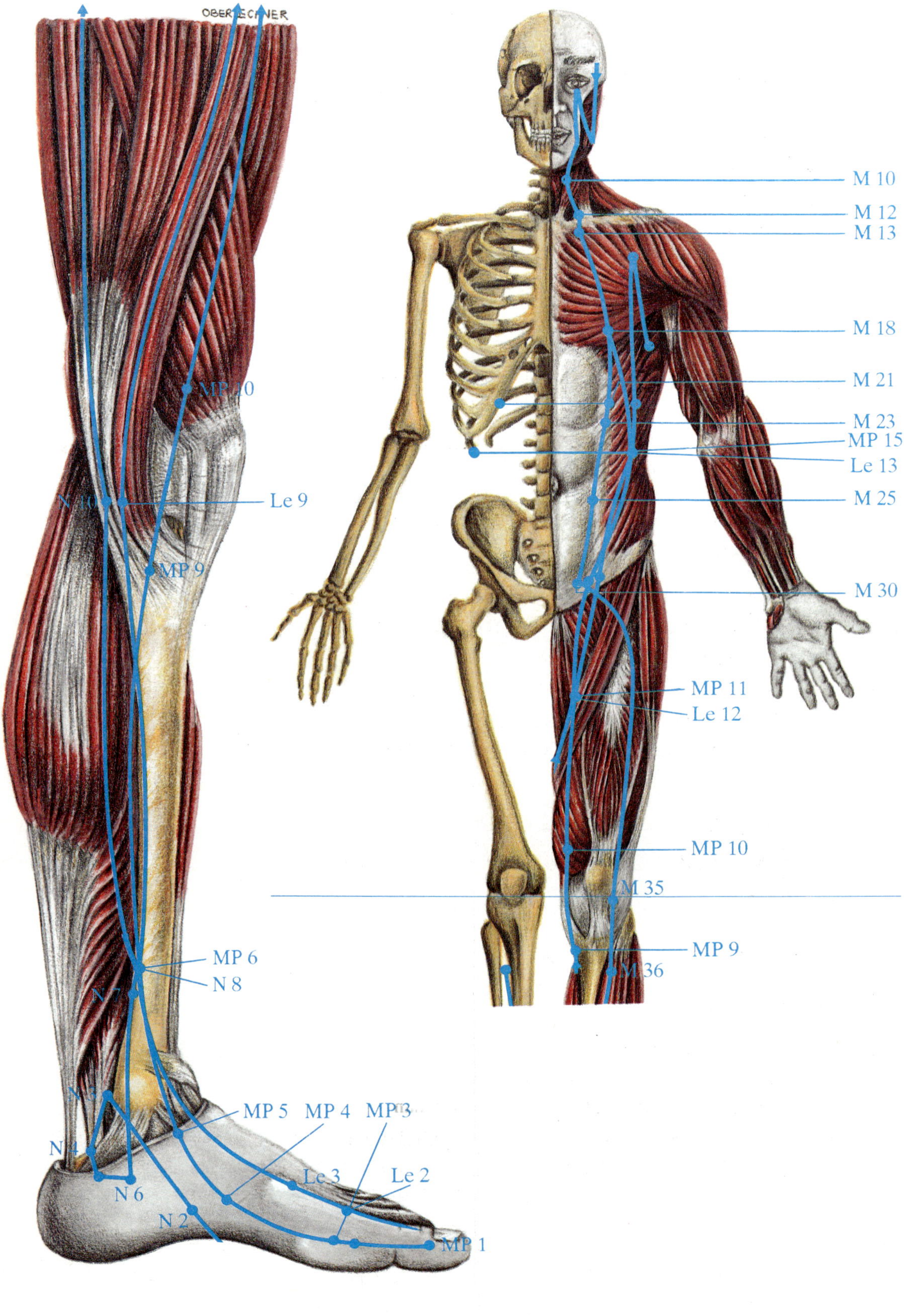

OBERTECHNER
M 10
M 12
M 13
M 18
M 21
M 23
MP 15
Le 13
M 25
M 30
MP 11
Le 12
MP 10
M 35
MP 9
M 36
MP 10
N 10
Le 9
MP 9
MP 6
N 8
N 7
N 3
N 4
N 6
N 2
MP 5
MP 4
MP 3
Le 3
Le 2
MP 1

tibiae zum Oberschenkel und hier im vorderen inneren Drittel zum Abdomen. Am Ende der 11. Rippe kreuzt er den Lebermeridian, zieht weiter nach proximal bis zum 2. ICR und endet im 6. ICR.

Der innere Verlauf stellt einerseits eine Verbindung zu Milz, Magen, Oesophagus und Herz (Beziehung zu dem nachfolgenden Herz-Meridian), anderseits eine weitere Verbindung zur Zunge her.

MP 4: Lokalisation: Über dem Innenrand des Gelenkes Metatarsale I - Cuneiforme I (Farbumschlag der Haut)

Durchgangspunkt, Kardinalpunkt, Meisterpunkt der Diarrhoe

Indikationen:

Lokal: Schmerzen im Bereich des Gelenkes Metatarsale 1 - Os cuneiforme

Überregional und allgemein: Meteorismus, Diarrhoe und Spasmen im Unterbauch

MP 5: Lokalisation: Im Grübchen, gebildet von Os naviculare und der Sehne des M. tibialis anterior

Sedativpunkt, Meisterpunkt des Varizenschmerzes

Indikationen:

Lokal: Schmerzen im Sprunggelenk

Regional und überregional: Varizenschmerz

Allgemein: Bei Bindegewebsschwäche, weiters gemeinsam mit Lu 7 bei allen Stauungen und Schwellungen der unteren Körperhälfte (nach Traumata, bei varikösem Symptomenkomplex usw.)

MP 6 (Kreuzungspunkt der Yin-Meridiane der unteren Extremität, =N 8 und Le 5): Lokalisation: 4 QF über dem höchsten Punkt des Malleolus internus, über dem medialen Tibiarand

Indikationen:

Lokal und regional: Schmerzen nach Traumata, Schwellung nach Traumata bzw. nach Gipsabnahme, Schmerzen im Sprunggelenk, Ulcus cruris, kalte Füße

Überregional: Schmerzen im Meridianverlauf wie Gonarthrose. Paresen und Muskelschwäche der unteren Extremität, Durchblutungsstörungen

Allgemein: Hormonelle Wirkung, durchblutungsfördernd bis ins kleine Becken sowie Wirkung auf Kreislaufregulationsstörungen: Daher indiziert bei Migräne, Dysmenorrhoe, Amenorrhoe, bei klimakterischen Beschwerden, sexuellen Dysfunktionen, Hypotonie und Hypertonie. Urogenitale Störungen wie Reizblase, Enuresis nocturna. Gastrointestinale Störungen wie Meteorismus und Spasmen. Durch eine psychisch ausgleichende Wirkung verwendet bei Schlaflosigkeit, Angstzuständen und emotionell aggressiver Verhaltensweise, besonders bei der Modalität Sorge. Gemeinsam mit M 36 wichtigster Analgesiepunkt der unteren Körperhälfte

MP 9: Lokalisation: Innenseite des Kniegelenks, Vertiefung unter dem Condylus medialis

Indikationen:

Lokal und regional: Gonarthrose

Überregional und allgemein: Reizblase, Dysmenorrhoe, Amenorrhoe, Enuresis nocturna, abdominelle Spasmen, Obstipation, Meteorismus

MP 11 (Kreuzungspunkt = Le 12): Lokalisation: Im Winkel zwischen M. sartorius und M. adductor longus

Indikationen:

Siehe Le 12

MP 15 (Kreuzungspunkt =Le 13): Lokalisation: Über dem Ende der 11. Rippe, bei locker herabhängendem gebeugtem Arm in Höhe der Ellenbogenspitze

Indikationen:

Siehe Le 13

Nach den 12 Hauptmeridianen folgt nun die Beschreibung der zwei punktetragenden außergewöhnlichen Gefäße, des Konzeptions- und des Lenkergefäßes.

13. Konzeptionsgefäß (KG):

Der Meridian verläuft in der ventralen Medianen, beginnt vor dem Anus, zieht über Symphyse und Nabel zum Xyphoid, weiter über das Sternum und den Hals zum Kinn und endet in der Mentolabialfalte.

Ein innerer Ast zieht um den Mund und stellt die Verbindung zum Lenkergefäß dar.

Da bei den folgenden Punkten eine exakte Trennung zwischen lokaler, regionaler und überregionaler Wirkung (segmentreflektorische Wirkung) nicht möglich ist, werden die Indikationen gemeinsam abgehandelt und nur etwaige Allgemeinwirkungen gesondert herausgestellt.

KG 2: Lokalisation: In der Medianen am Oberrand der Symphyse

Indikationen:

Reizblase, Dysmenorrhoe, Amenorrhoe und Enuresis nocturna

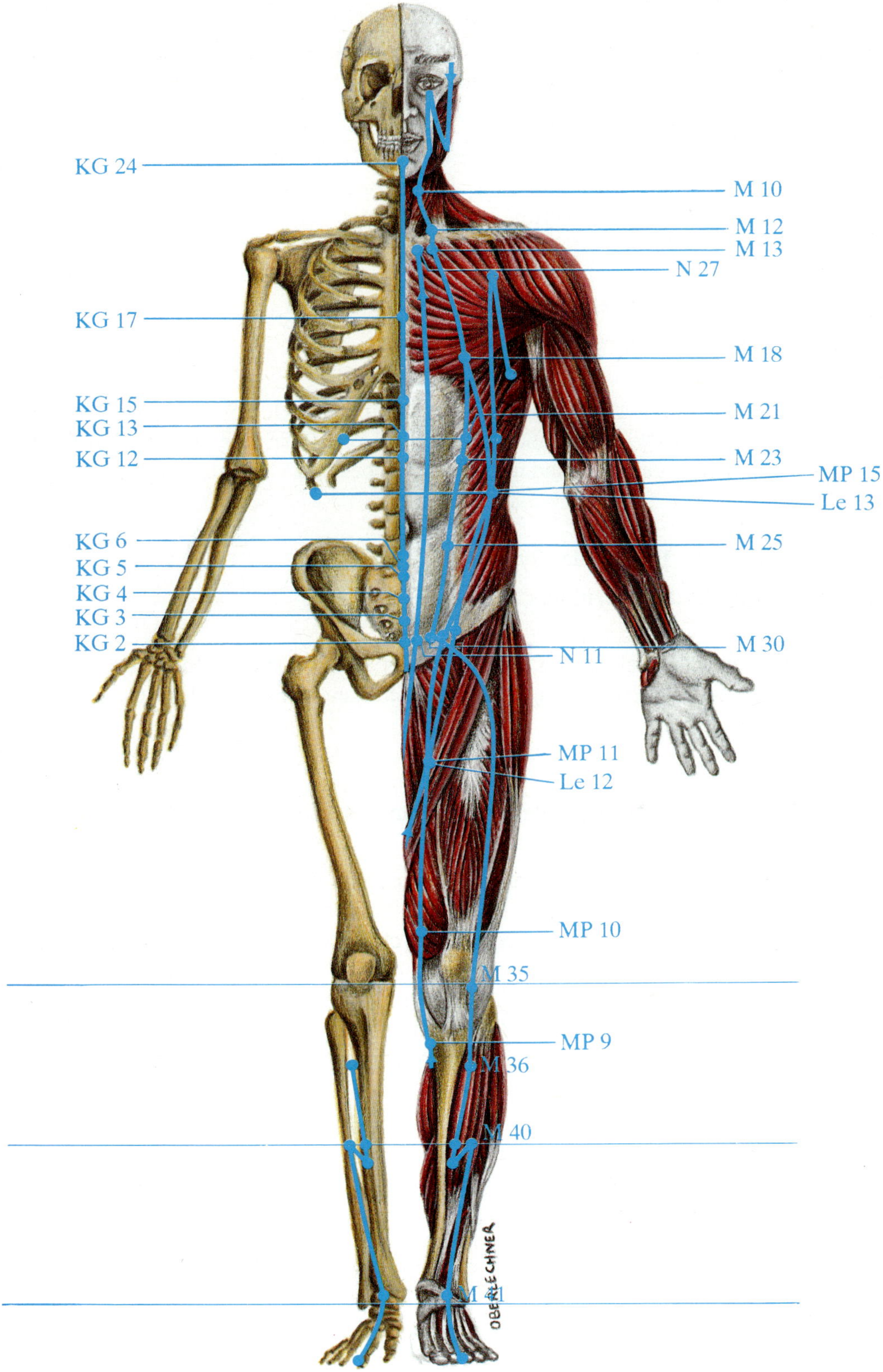
KG 24
M 10
M 12
M 13
N 27
KG 17
M 18
KG 15
M 21
KG 13
KG 12
M 23
MP 15
Le 13
KG 6
M 25
KG 5
KG 4
KG 3
KG 2
M 30
N 11
MP 11
Le 12
MP 10
M 35
MP 9
M 36
M 40
M 41
OBERLECHNER

KG 3: Lokalisation: 1/5 über der Symphyse (die Strecke Symphysenoberrand - Nabel wird in 5 gleiche Abschnitte geteilt)

Alarmpunkt des Blasenmeridians

Indikationen:

Dysmenorrhoe, Enuresis nocturna, Reizblase (spasmolytische Wirkung des Punktes), Impotenz, Pruritus ani et vaginalis

KG 4: Lokalisation: 2/5 über der Symphyse

Alarmpunkt des Dünndarmmeridians

Indikationen:

Bewirkt eine starke Durchblutungsverbesserung im kleinen Becken: Dadurch indiziert bei Dysmenorrhoe, Amenorrhoe und Reizblase, intestinalen Spasmen, Virusenteritiden und nächtlichen Tenesmen

KG 5: Lokalisation: 3/5 über der Symphyse

Hauptalarmpunkt des Meridians 3E

Indikationen:

Wirkung auf alle drei Etagen des Meridians 3E: Urogenitale Indikationen, gastrointestinale Erkrankungen sowie Störungen im Bereich des Respirationstraktes

KG 6: Lokalisation: In der Mitte des vierten Fünftels, ca. 2 QF unter dem Nabel

Indikationen:

Gastrointestinale Erkrankungen wie Ulcera, M. Crohn und Colitis ulcerosa, urogenitale Störungen wie Impotenz, Subfertilität (bewirkt Zunahme der Dichte und der Motilität der Spermien, chin. Beiname: "Meer der Zeugungsfähigkeit") und Dysmenorrhoe

Allgemein: Erschöpfungszustand, Hypotonie (chin. Beiname: "Meer der Energie"), Vertigo (bes. Schwindel beim Blick nach oben). Roborierend bei allen chronischen Erkrankungen. Schlafstörungen, verursacht durch Schwächezustände

KG 7: Lokalisation: 4/5 über der Symphyse

Sexueller Alarmpunkt des Meridians 3E

Indikationen:

Urogenitalstörungen, hier vor allem die Adnexopathie

KG 12: Lokalisation: In der Mitte zwischen Nabel und Xyphoidspitze

Alarmpunkt des Magenmeridians und des digestiven Anteiles des Meridians 3E, zählt zu den 8 einflußreichen Punkten

Indikationen:

Ulcus ventriculi et duodeni, Gastroduodenitis, Dyspepsie und Singultus

KG 13: Lokalisation: 3/8 unter der Xyphoidspitze (die Strecke Nabel - Xyphoidspitze wird in 8 gleiche Abschnitte geteilt)

Indikationen:

Ausgeprägte spasmolytische Wirkung, deshalb indiziert bei spastischen Schmerzen infolge von Ulcera ventriculi et duodeni sowie Gastritis. Unterstützend bei Roemheld-Syndrom und Erbrechen

KG 14: Lokalisation: 1/8 unter der Xyphoidspitze

Alarmpunkt des Herzmeridians

Indikationen:

Präkardiale Schmerzen (Pseudoangina), Neigung zu Tachycardie, Kardiophobie, nervöse Übererregung, Schmerzen im Epigastrium im Rahmen einer vegetativen Dystonie, Hyperemesis gravidarum

KG 15: Lokalisation: Unter der Xyphoidspitze

Indikationen:

Allgemein: Bewirkt zusammen mit dem Punkt LG 20 (oder LG 19) einen vegetativen Ausgleich. Indiziert bei Erkrankungen wie Ulcera, Colitis ulcerosa, M. Crohn, Migräne, Cephalea, Schlafstörungen infolge von Anspannung, Lampenfieber, Prüfungsangst, Streß, unterstützend bei Impotenz und Ejakulatio präcox

KG 17: Lokalisation: Höhe des IV. ICR

Alarmpunkt des respiratorischen Anteiles des Meridians 3E

Indikationen:

Interkostalneuralgie, Bronchitis, Asthma bronchiale, Fehlatmung, Hyperventilationssyndrom, Roemheld-Syndrom, funktionelle Tachycardien, Palpitationen

KG 21: Lokalisation: Incisura jugularis

Indikationen:

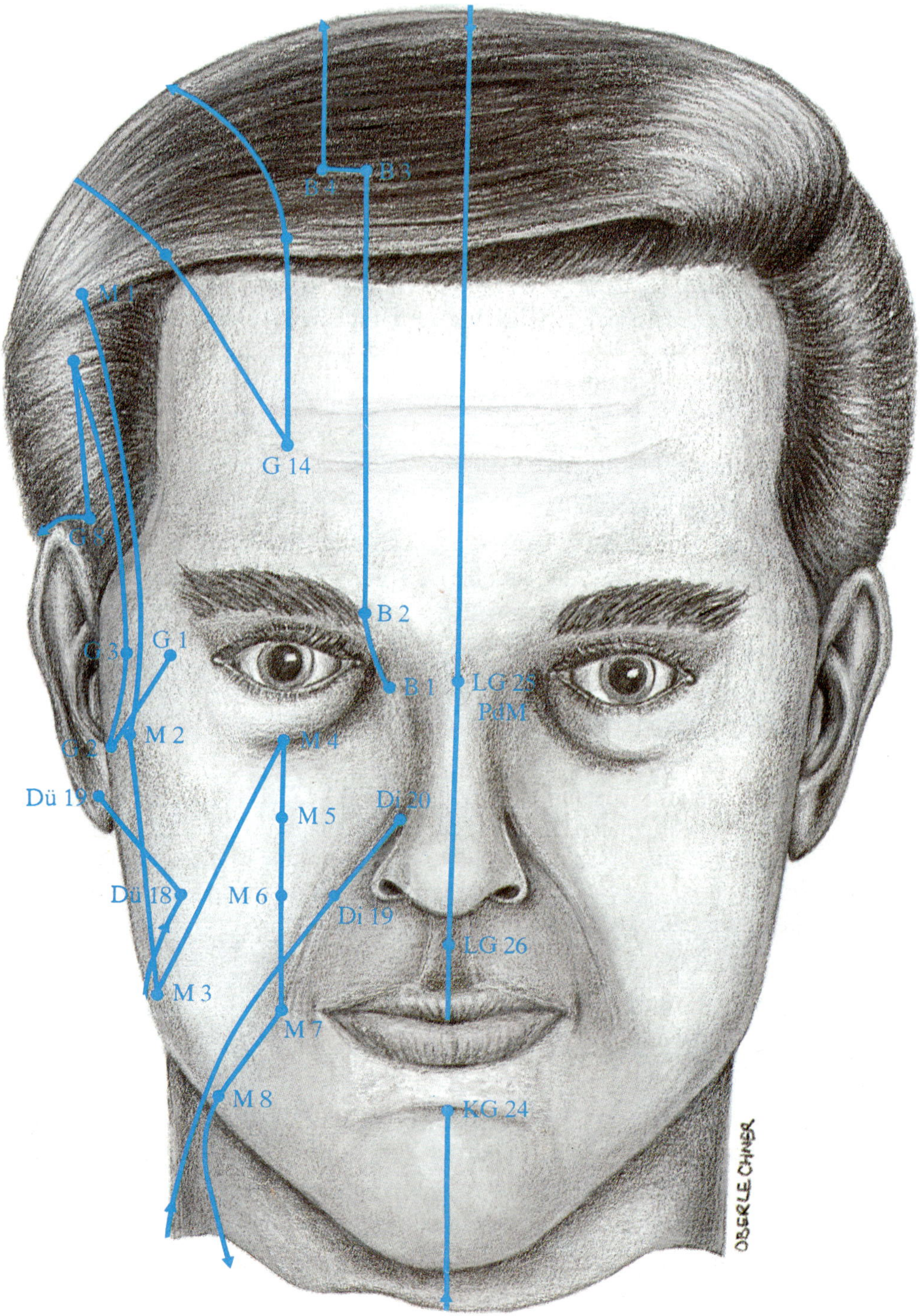

B 4
B 3
G 14
M 1
G 8
B 2
G 3
G 1
B 1
LG 25
PdM
M 2
G 2
M 4
Dü 19
M 5
Di 20
Dü 18
M 6
Di 19
LG 26
M 3
M 7
M 8
KG 24
OBERLECHNER

Sodbrennen, Hypersekretion, trockener Reizhusten und Bronchitis

KG 24: Lokalisation: Mentolabialfurche

Indikationen:

Trigeminusneuralgie, Stottern

14. Lenkergefäß (LG):

Der Meridian verläuft in der dorsalen Medianen, beginnt hinter dem Anus, zieht über die Dornfortsätze zum Okziput, weiter über den Schädel und über die Nase zur Oberlippe und endet im Gingivabereich.

LG 4: Lokalisation: Dornfortsatzspitze L 3

Indikationen:

Lumbalgie, Irritationen im Ileosacralgelenk, Lumboischialgie. Erkrankungen des Urogenitalbereiches wie Amenorrhoe, Dysmenorrhoe, Subfertilität

Allgemein: Wichtiger hormonell wirksamer Punkt

LG 13 (chin. LG 14): Lokalisation: Dornfortsatzspitze C 7

Reunionspunkt der 5 Yang-Meridiane (3E, Dü, Di, B und G)

Indikationen:

(Chin. Beiname: "Spinne") Cervikalsyndrom, Spannungskopfschmerzen, Interskapularsyndrom, Schulter-Arm-Syndrom, Dorsalgie und Lumbalgie

Allgemein: Bei Psychasthenien bzw. bei fieberhaften Infekten

LG 16: Lokalisation: Unterrand des Okziput

Indikationen:

Lokal und regional: Okzipitaler Kopfschmerz, Cervikalsyndrom

Allgemein: Durch regulative Wirkung auf die Hypophyse indiziert bei Regelstörungen, Dysfunktionen der Schilddrüse sowie vor allem bei hormonell bedingten Migräneattacken

LG 19: Lokalisation: Schnittpunkt von Lambda- und Pfeilnaht

CAVE: Niemals bei Kindern stechen oder mit Laser therapieren (offene Fontanelle)

Indikationen:

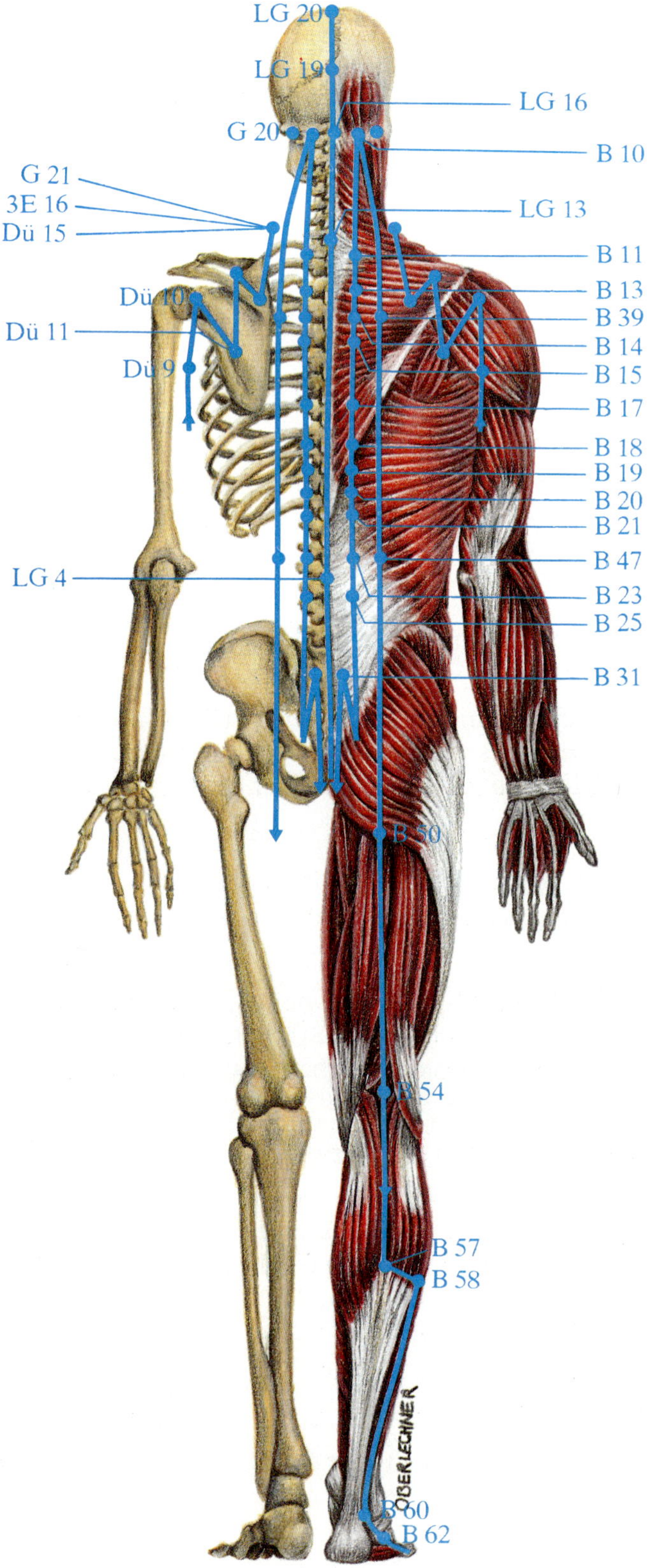
LG 20
LG 19
LG 16
G 20
B 10
G 21
3E 16
Dü 15
LG 13
B 11
Dü 10
B 13
B 39
Dü 11
B 14
Dü 9
B 15
B 17
B 18
B 19
B 20
B 21
B 47
LG 4
B 23
B 25
B 31
B 50
B 54
B 57
B 58
OBERLECHNER
B 60
B 62

Regional: Schmerzen beim Cervikalsyndrom
Überregional: Rhinitis, Sinusitis
Allgemein: Gemeinsam mit KG 15 bei nervösen Spannungszuständen, Schlaflosigkeit, Lampenfieber, Prüfungsangst, Vertigo

LG 20: Lokalisation: Am höchsten Punkt des Schädels

Indikationen
(ähnlich LG 19, LG 20 wird jedoch häufiger verwendet):
Regional und überregional: Kopfschmerz und Vertigo, Sinusitis, Conjunktivitis, Rhinitis
Allgemein: Bewirkt gemeinsam mit KG 15 einen vegetativen Ausgleich, indiziert bei Streß, Konzentrationsschwäche, Schlaflosigkeit, Lampenfieber und Prüfungsangst. Zustand nach apoplektischem Insult, Vertigo

PdM: Lokalisation: In der Nasenwurzelmitte

Indikationen:
Frontaler Kopfschmerz, Sinusitis, Conjunktivitis, Tic, Rhinitis, Trigeminusneuralgie und Anosmie, okzipitaler Kopfschmerz (überregionale Wirkung)

LG 26: Lokalisation: Philtrum, unteres Ende des oberen Drittels

Indikationen:
Allgemein: Bei Kollaps (Akutwirkung)

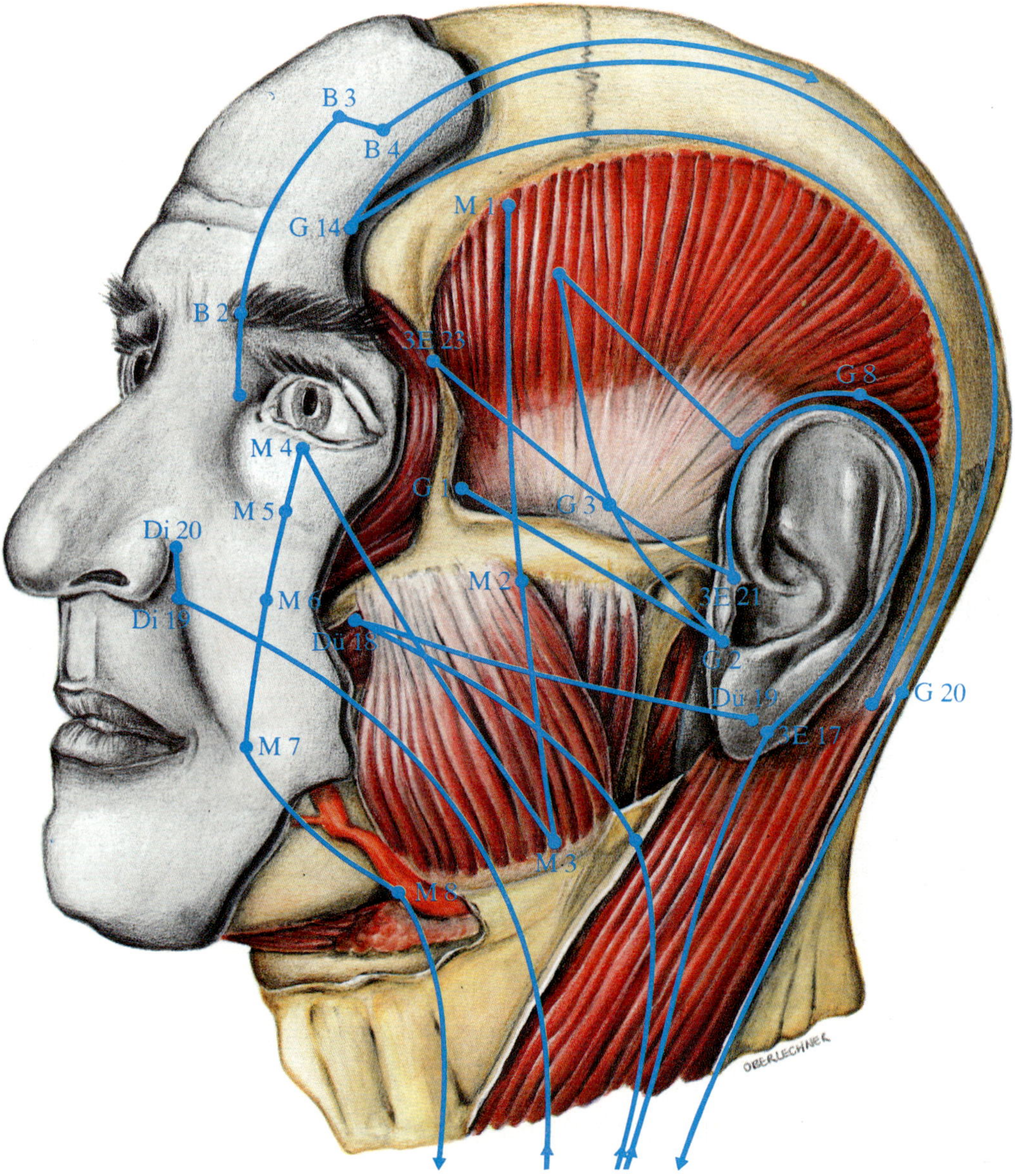

B 3
B 4
G 14
M 1
B 2
3E 23
G 8
M 4
G 1
M 5
G 3
Di 20
M 2
3E 21
M 6
Di 19
Dü 18
G 2
Dü 19
G 20
3E 17
M 7
M 3
M 8
OBERLECHNER

Erstellung eines Therapieprogrammes:

Nach den über 30-jährigen Erfahrungen der Mitarbeiter des Ludwig-Boltzmann-Institutes für Akupunktur in Wien ist ein Therapieerfolg mit symptomatisch gewählten Punkten in über 80 Prozent zu erzielen. Das bedeutet für den Anfänger eine Möglichkeit, sich bei einfachen Fällen rasch mit der Methode vertraut zu machen, gleichzeitig ist durch den Erfolg ein Anreiz gegeben, tiefer in die Materie einzudringen und Akupunktur als Regulationstherapie einzusetzen.

Um den Patienten ganzheitlich erfassen zu können, müssen einige Akupunktur-spezifische Überlegungen angestellt werden.

1. Yin - Yang:

Etwa im 4. Jahrhundert v. Chr. beschäftigte sich eine chinesische Philosophenschule mit dem Paarig-Komplementären, mit den Beziehungen aller Dinge und Erscheinungen der Welt zueinander. Man konzipierte eine dualistische Assoziationsreihe, die zahlreiche Naturphänomene und abstrakte Begriffe umfaßte und als Ausdruck zweier entgegengesetzter und doch komplementärer Kategorien allen Seins definierte.

Der beobachtete Wandel z.B. von Ebbe zu Flut und wieder zu Ebbe oder von Tag zu Nacht und wieder zu Tag führte zu einer Weltanschauung, in der sich Stabilität, Kontinuität und zugleich eine gewaltige Dynamik äußerten. Zur Kennzeichnung dieser beiden Gegensätze bediente man sich der Symbole **YIN** und **YANG**, die ursprünglich lediglich die Bedeutungen "Schattenseite eine Hügels" (Yin) und "Sonnenseite eines Hügels" (Yang) trugen.

Yin und Yang bedeuten zwei wesensverschiedene Aspekte eines Ganzen. Das Bild der Monade zeigt, wie sich Yin und Yang gegenseitig umschlingen und wie in jedem Yin ein Yang und in jedem Yang ein Yin vorhanden ist. Yang kann in einen Yin-Zustand und Yin in einen Yang-Zustand übergehen. Entscheidend ist jedoch ein geregeltes Verhältnis zwischen Yin und Yang: Dieses Gleichgewicht bedeutet Homöosthasie und Gesundheit. Die Verschiebung des Gleichgewichtes führt zur Erkrankung. Krankheit bedeutet ein Abgleiten zum Yin oder Yang und wird durch den Fülle- oder Leerezustand definiert.

Yin und Yang stellen somit ein Ordnungsprinzip für alles Konkrete und Abstrakte dar und drücken nichts Krankhaftes aus. Dem **Yin** wird das Innere zugeschrieben, Kälte und Leere, die Nacht, das Dunkle, passives und trauriges Verhalten, das Statische, chronische Zustandsbilder und jedes schleichende Geschehen. Ihm entspricht der asthenische Körperbau. Yin wird auch als das Beschützende und Stabilisierende bezeichnet, weiters zählt das Unbewußte im Menschen, die Regenerationsphase im Schlaf und im Traum und damit die Reduktion auf das Wesentliche, das Empfangende, das Bewahrende und dadurch das weibliche Prinzip dazu.

Im Gegensatz dazu bedeutet **Yang** das Äußere, Wärme und Fülle, der Tag, das Licht, die Aktivität, das Erwachen, das Dynamische, Hitze, die Körperoberfläche, ein heiteres Verhaltensmuster sowie jedes akute Geschehen. Ihm entspricht der athletische Körperbau. Man findet hier eher positive Verhaltensmuster, das Erzeugende und somit das männliche Prinzip.

Die Organe werden ebenfalls diesem Dualitätsprinzip untergeordnet: Dem Yin werden die Speicherorgane, dem Yang die Hohlorgane zugeschrieben. Immer bilden ein Yin- und ein Yang-Organ gemeinsam einen Funktionskreis und spiegeln damit die Einheit der Monade wider. Das erklärt die wichtige Rolle aller Funktionskreise für die Regulation des Gleichgewichtes sowohl im somatischen wie im psychischen Bereich.

Auch der Körper wird in Yin- und Yangabschnitte geteilt. Die obere Körperhälfte wird dem Yang, die untere dem Yin zugeordnet, weiters die Dorsalseite dem Yang, die Ventralseite dem Yin, die Außenseite der Extremitäten dem Yang, die Innenseite dem Yin. Die Körperoberfläche zählt zum Yang, die inneren Organe zum Yin. Hier sieht man wieder deutlich, daß Yin und Yang ein Ordnungsprinzip darstellen, das der Unterscheidung von polaren Eigenschaften, polaren Gegensätzen in bezug auf Verhaltensweise und Lokalisation dient.

2. Fülle - Leere:

Jedes Ungleichgewicht zwischen Yin und Yang führt zur Erkrankung: Dabei kann es sich um einen Yang-Fülle-, einen Yang-Leerezustand oder aber um einen Yin-Fülle- oder Yin-Leerezustand handeln. Die Zuordnung des Patienten in eine dieser Gruppen ermöglicht seine ganzheitliche Erfassung und ist Grundlage der Therapieplanung. So müssen nach diesen Kriterien seine Konstitution und Kondition, aber auch die Art der Erkrankung klassifiziert werden.

Fülle ist Ausdruck einer übersteigerten Reaktion, einer Überfunktion, einer Blut- oder Lymphstauung. Man findet normale Widerstandskräfte, und erst sehr starke Belastungen führen zu einer Erkrankung.

Leere ist Ausdruck der Erschöpfung, der Unterfunktion, des Mangels an Blut und an Gewebsflüssigkeit. Es besteht nur geringe oder fehlende Widerstandskraft, selbst normale Belastungen werden nicht toleriert: Es kann bereits durch geringfügige Einflüsse wie Wetterwechsel oder psychische Beanspruchung zur Verschlechterung oder Auslösung des Krankheitsbildes kommen.

Man unterscheidet zwischen Yang-Füllezuständen, Yang-Leerezuständen, Yin-Füllezuständen und Yin-Leerezuständen.

Um die Zuordnung zu Fülle und Leere zu erleichtern, werden im folgenden Abschnitt charakteristische Merkmale und Unterscheidungsmöglichkeiten aufgelistet und einander gegenübergestellt.

1. **Leerezustand:** Von der Reaktionslage depressiv, von seiten der Konstitution geschwächt, Gesichtsfarbe blaß, Wangen rot, Körpertemperatur morgens unter 36 Grad, subfebril am Nachmittag, Extremitäten kalt. Der Puls ist kraftlos, schwach.

Große Schmerzsensibilität, Zunahme der Schmerzen nach langem Sitzen oder nach Schlaf, Abnahme der Schmerzen durch mäßige Bewegung und Druck. Parästhesien und Hautjucken.
Geringe Motorik, Tonus schlaff, Trophik reduziert. Atmung oberflächlich, subjektive häufig Atemnot, leise Atmung.
Geringer Appetit, Stuhlgang eher dünn, im Stuhl zahlreiche unverdaute Nahrungsteile.
Bei der Miktion häufig heller Harn, Strahl dünn, Inkontinenzbeschwerden. Starke Schweißsekretion ohne oder bereits bei geringster Anstrengung.
Menstruation dünn, hell, starke Schmerzen. Wunden wirken eher blaß, sind nicht rot, nicht eitrig, nicht geschwollen, nicht schmerzhaft, das Sekret ist klar.
Abdomen, weich, leicht eingesunken, Druck wird als angenehm empfunden, Meteorismen und Aufstoßen. Die Zunge ist blaß, zeigt keinen oder nur sehr dünnen Belag.
Die Erkrankung besteht lange, der Beginn ist langsam, der Verlauf chronisch und schleichend, es handelt sich meist um konsumierende und chronische Erkrankungen wie Spondylarthrosen, Arthrosen, Ulcera, Nervenschwäche, subfebrile Temperaturen bei vegetativer Dystonie, psychosomatische Erkrankungen, Alterserkrankungen.

2. **Füllezustand:** Von der Reaktionslage eher maniform, von der Konstitution kräftig, Gesichtsfarbe gerötet, Körpertemperatur normal oder erhöht, der Puis ist voll und kräftig.
   Hohe Sensibilität gegenüber brennendem Schmerz, Druck ist unangenehm. Schmerzen nehmen bei Bewegung zu und in Ruhestellung ab. Lebhafte Motorik, erhöhter Tonus. Kräftige und laute Atmung. Heißhunger, Verdauung gesteigert, Neigung zu Obstipation, der Stuhl hellgelb, Brennen beim Stuhlabsetzen.
   Geringe Harnmenge, häufig Harnverhaltung.
   Auch bei großer Anstrengung geringe Schweißsekretion, auch bei Fieber kaum Schweiß.
   Menstruation stark, dick, dunkel bis schwarz, verbunden mit starken Schmerzen.
   Wunden sind gerötet, geschwollen, hart, sehr schmerzhaft.
   Abdomen gespannt, vorgewölbt, die Berührung ist unangenehm. Die Zunge dunkel mit dickem und glitschigem Belag.
   Kurze Erkrankungsdauer mit plötzlichem Beginn, der Verlauf ist stürmisch, der Schmerz hell, heftig, genau lokalisierbar, klopfend, oberflächlich und krampfartig, schnell einsetzendes Fieber. Hierzu gehören akuter Lumbago, Nackensteife, Arthritis, Muskelkrämpfe, plötzliche Infekte, Koliken, Krämpfe, Infarkte, Apoplexien.
   Im Gegensatz zu den Leerezuständen sind hier meist junge, kräftige und häufig adipöse Patienten betroffen.

Die Zuordnung zu Leere- bzw. Füllezuständen ist wesentlich für die Wahl der Reizstärke. Das bedeutet, daß Leerezustände mit schwachen Reizen, d.h. tonisierend, und Füllezustände mit starken Reizen, d.h. sedierend behandelt werden müssen. Für die Wahl der Reizstärke sind in erster Linie die Konstitution und die Kondition ausschlaggebend, die Art der Erkrankung ist untergeordnet. Somit muß ein Patient, der vom Konstitutionstyp ein Yin-Typ ist, an einer chronischen Erkrankung leidet und eine akute Zweiterkrankung aquiriert, eher tonisierend therapiert werden. Jener chronisch geschwächte Patient mit akuten Erkrankungszeichen zeigt aber auch für die Akupunkturtherapie eine eher schlechte Prognose.

LEERE		FÜLLE
depressiv	**Reaktionstyp**	manisch
Yin	**Konstitution**	Yang
blaß	**Gesichtsfarbe**	gerötet
subfebril	**Temperatur**	normal, erhöht
Parästhesien	**Sensibilität**	erhöht
schlaff	**Motorik, Tonus**	lebhaft, erhöht
Fehlatmung	**Atmung**	laut, kräftig
Inappetenz	**Appetit**	Heißhunger
weich, unverdaut	**Stuhlgang**	obstipiert
Reizblase	**Miktion**	Harnverhaltung
diffus, stark	**Schweiß-Sekr.**	sehr gering
Dysmenorrhoe	**Menstruation**	stark, schmerzhaft
bland	**Wunden**	gerötet, geschwollen
weich, eingesunken	**Abdomen**	vorgewölbt, gespannt
kein Belag, blaß	**Zunge**	belegt, dunkel
kraftlos, schwach	**Pulsqualität**	voll, kräftig

3. Konstitution:

Nach Aschner wird Konstitution als der aus den Erbanlagen hervorgegangene und durch Umwelteinflüsse veränderte Zustand eines Individuums mit all seinen Reaktionen auf äußere und innere Einflüsse definiert. Man unterscheidet zwischen einem Yang- und einem Yin-Konstitutionstyp.

Als **Yang-Konstitutionstyp** bezeichnet man den Pykniker oder den athletischen Typ, kräftig, robust, unempfindlich, sehr belastbar und widerstandsfähig. Er besitzt körperliche und geistige Aktivität mit großem Leistungsvermögen, ist ausdauernd und zeigt rasche Erholung nach Anstrengungen. Die Abwehrreaktion ist gut, die Haut erscheint straff und glänzend, die Muskulatur kräftig. Verschlechterungen des Allgemeinzustandes treten nur bei übermäßigen inneren oder äußeren Einflüssen auf.

Der **Yin-Konstitutionstyp** ist der Astheniker, der Leptosome, schwach und zart, überempfindlich und sehr sensibel. Schon normale, alltägliche Belastungen können zur Verschlechterung des Allgemeinzustandes führen. Der Patient wirkt sowohl seelisch als auch körperlich adynamisch, sein Leistungsvermögen, sein Belastungs- und Durchhaltevermögen sind gering, er ist nicht ausdauernd, er benötigt nach jeder Belastung eine sehr lange Erholungspause. Auch seine Abwehrreaktion ist schwach. Die Haut wirkt welk, matt, die Muskulatur und das Bindegewebe erscheinen atonisch bzw. teigig.

4. Kondition:

Die Kondition gibt den Allgemeinzustand des Patienten zum Zeitpunkt der Therapie an. Auch hier erfolgt die Einteilung in Fülle- und Leerezustände.

Ist der Patient von seiten der Kondition in einem Leerezustand, so wirkt er geschwächt, spricht mit leiser Stimme, ist entscheidungsunfähig, müde, erschöpft, schlaff und zaghaft. Meist handelt es sich hierbei um ältere oder chronisch kranke Patienten.

Ein von der Kondition der Fülle zugeordneter Patient erscheint kräftig, stark, spricht mit lauter Stimme, ist gut genährt und robust. Hier begegnet man zumeist jüngeren Patienten.

5. Punktewahl:

Die Mannigfaltigkeit der Möglichkeiten der Punkteauswahl demonstriert die Individualität der Methode. Bevor auf einzelne Regeln zur Erstellung eines Punkteprogrammes eingegangen wird, muß vorausgeschickt werden, daß jeweils der Schmerzort oder Erkrankungsort den Reizort bestimmt.

Die Zuordnung eines Schmerzes zum entsprechenden Meridian gelingt bei Erkrankungen des Bewegungsapparates ohne Schwierigkeiten. So kann Schmerz einerseits lokal, anderseits über den betroffenen oder über den gekoppelten Meridian behandelt werden.

Bei Funktionsstörungen innerer Organe bzw. bei psychosomatischen Erkrankungen ist diese Zuordnung nur durch die Kenntnis der Funktionskreise möglich. Das bedeutet, daß die vom Patienten angegebenen Modalitäten, Veränderungen am Öffner, Beteiligung einer Schichte oder spezifische Reaktionsmuster zum betroffenen Meridian führen. Oft erleichtert die Art der Beschwerden die Zuordnung zum entsprechenden Meridiansystem.

So werden, wie bereits bei den Funktionskreisen beschrieben, Wind, Zorn, krampfartig und plötzlich auftretende Schmerzen, Koliken und Schwindel dem **Funktionskreis Leber-Galle** zugeordnet.

Hitze, Freude und brennende Schmerzen sind die charakteristischen Merkmale des **Funktionskreises Herz-Dünndarm**.

Feuchtigkeit, Sorge, Nachdenklichkeit, Schmerzen mit Schweregefühl, Ödemneigung und Bewegungsarmut führen zum **Funktionskreis Magen-Milz-Pankreas**.

Das subjektive Empfinden von Trockenheit, ausgetrocknete Schleimhäute, traurige Verstimmung und Juckreiz weisen auf den **Funktionskreis Lunge-Dickdarm** hin.

Kälte, Angst, Frösteln, bohrende und tiefe Schmerzen entsprechen dem **Funktionskreis Niere-Blase**.

Sind nun der Ort der Erkrankung oder des Schmerzes sowie der betroffene Meridian oder Funktionskreis definiert, so kann nach den folgenden Regeln ein Behandlungsprogramm aufgebaut werden:

1. **Locus-dolendi-Punkte:** Dies sind Punkte, die vom Patienten als schmerzhafte Stellen angegeben werden. Es handelt sich zumeist um Tendomyosen oder Triggerpunkte: Man versteht darunter überempfindliche Stellen, die über Periost, Sehnen- oder Muskelansätzen lokalisiert sind (Insertionstendinosen) oder in Muskulatur oder Fascie liegen. Sie stellen Punkte maximaler Verhärtung dar, sind bei Palpation druckdolent oder lösen einen Ausstrahlungsschmerz aus. Das Vorhandensein von Triggerpunkten weist auf eine Irritation im Meridiansystem bzw. im zugehörigen Funktionskreis hin. Die Triggerpunkte entsprechen überwiegend Akupunkturpunkten. Über den Triggerpunkten sind sowohl Cutis als auch Subcutis zumeist deutlich verändert: Beim zarten Strich, d.h. bei einer zarten Palpation, bleibt der Finger in einer leichten Delle, die oberhalb des Triggerpunktes gelegen ist, hängen. Triggerpunkte sind zunächst subklinische Veränderungen im Bereich von Akupunkturpunkten, die durch äußere oder innere Einflüsse, durch Modalitäten, klinisch manifest werden können. Die Hautoberfläche in diesem Bereich fühlt sich glatter an, bei Druckverstärkung spürt man eine höhere Konsistenz als in der Umgebung.
2. **Lokale Punkte:** Dies sind Akupunkturpunkte im Bereich der Schmerz- oder Erkrankungszone, sie können, müssen aber nicht locus-dolendi-Punkten entsprechen.
3. **Regionale Punkte**: Darunter werden Akupunkturpunkte verstanden, die in unmittelbarer Nähe der Schmerz- oder Erkrankungszone liegen und auf die betroffene Region einwirken können.
4. **Überregional wirksame Punkte:** Es handelt sich um Akupunkturpunkte, die vom eigentlichen Erkrankungsort entfernt sind, jedoch eine starke Wirkung auf das Erkrankungsbild zeigen. Das können sein

   a. **Reunionspunkte:** Durch Nadelung werden mehrere andere Meridiane und Meridianpunkte aktiviert, das bedeutet Nadeleinsparung. Reunionspunkte müssen jedoch nicht unbedingt Fernpunkte sein, sie können auch - wie z.B. LG 13, die "Spinne" - mitten im Zentrum der Erkrankung liegen.

b. **Fernpunkte:** Diese liegen am anderen, der Erkrankung entgegengesetzten Teil eines Meridians, distal von Knie oder Ellbogen. Sie werden nach der Oben-Unten- oder den Innen-Außen-Regel (siehe unten) eingesetzt.

c. **Punkte mit segmentreflektorischer Wirkung:** Hier kommen vor allem die Zustimmungs- und Alarmpunkte in Frage.

5. **Punkte mit breiter Allgemeinwirkung:** Während jeder Punkt lokale und regionale Wirkung hat, gibt es einige Punkte, die zusätzlich eine allgemeine Wirkung zeigen. Diese Punkte setzt man vor allem bei multimorbiden Patienten ein, um möglichst viele Symptome zu erfassen und eine allgemeine Regulation zu erzielen. Eine häufig verwendete Kombination ist Di 4, KS 6, MP 6 und M 36. Natürlich bewirkt die Verwendung von Punkten mit einem weiten Wirkspektrum eine Einsparung von Nadeln.

6. **Therapie über spezifische Punkte:** Diese Regel bedeutet die Verwendung energetisch wirksamer und wichtiger Punkte. Dies können Tonisierungspunkte, Sedativpunkte,Quellpunkte, Durchgangspunkte, Zustimmungspunkte, Alarmpunkte, Grenzpunkte, 8 einflußreiche Punkte, Kardinalpunkte, HO-Punkte, Extrapunkte und dergleichen sein.

7. **Außen-Innen-Regel:** Man versteht darunter die Therapie über die gekoppelten Meridiane. Da beim gekoppelten System immer ein außenliegender Yang-Meridian mit einem innenliegenden Yin-Meridian verbunden ist (und beide im gleichen Segment liegen), bezeichnet man diese Regel als Außen-Innen-Regel. Sie findet ihren Einsatz bei subakuten bzw. chronischen Erkrankungen vor allem der inneren Organe.

8. **Oben-Unten-Regel:** Diese Regel wird auch als Yin-Yin- bzw. Yang-Yang-Regel bezeichnet. Hier werden Punkte der korrespondierenden Meridiane verwendet. Zum Unterschied zur Außen-Innen-Regel, wo die Meridiane immer im gleichen Segment, d.h. an der gleichen Extremität lokalisiert sind, befindet sich ein Meridian an der oberen und sein korrespondierender Meridian an der unteren Extremität. Diese Regel kommt vor allem bei akuten Erkrankungen des Bewegungsapparates zur Anwendung.

9. **Vorne-Hinten-Regel:** Diese Regel bedeutet die Kombination eines ventral gelegenen Punktes mit einem dorsal gelegenen Punkt. Sie findet Anwendung bei chronischen inneren Erkrankungen über die Zustimmungs- und Alarmpunkte. Ebenso werden bei Gelenkserkrankungen sowohl ventral als auch dorsal gelegene Punkte zur Anwendung kommen.

10. **Therapie über "ähnliche" Gelenke:** Hier entsprechen das Handgelenk dem Sprunggelenk, das Ellbogengelenk dem Kniegelenk, das Schultergelenk (als Ausnahme) dem Hüft- und dem Kniegelenk. Das bedeutet, daß besonders bei

akuten Erkrankung eines Gelenkes auf Punkte eine "ähnlichen" Gelenkes zurückgegriffen wird. Die Punktauswahl erfolgt über korrespondierende Meridiane (z.B. Schulterschmerz im Dickdarmmeridianbereich über M 36, Schulterschmerz im Bereich des Punktes 3E 14 über G 34 und umgekehrt).

11. **Regel vorgeschalteter und nachfolgender Meridiane**: Hier werden Punkte der Meridiane verwendet, die im Umlauf der Meridiane dem erkrankten Meridian unmittelbar vorangehen oder nachfolgen (z.B. bei Erkrankung im Herzmeridian ein Punkt des Milz-Pankreas-Meridians und umgekehrt).

12. **5-Elementenlehre:** Die 5-Elementen-Lehre regt zu einem multifaktoriellen Denken an. Sie erinnert daran, daß man bei der Therapie nicht nur das erkrankte Organ selbst beachten und behandeln soll, sondern auch jene Organe, die im Verlauf einer Erkrankung bedroht werden können. Die Methode ermöglicht dem schulmedizinisch ausgebildeten und orientierten Arzt, das aus der Akupunktur ableitbare funktionelle Denken zu vertiefen.

Als Grundregel gilt, daß bei akuten internen Krankheiten einerseits Fernpunkte, anderseits vorwiegend Yang-Meridian-Punkte zum Einsatz kommen. Chronische Erkrankungen hingegen verlangen mehr lokale Punkte sowie eher Yin-Meridian-Punkte. Weiters soll darauf hingewiesen werden, daß auch bei einer reinen Schmerztherapie auf Modalitäten eingegangen werden muß. Das bedeutet, daß zumindest ein Punkt jenes Funktionskreises, dem die Modalität zugeschrieben wird, in das Therapieprogramm einbezogen werden soll.

Palpationstechnik:

Die exakte Auffindung von Akupunkturpunkten mittels Palpation stellt für den Anfänger eine der größten Schwierigkeiten dar. Die folgenden Ausführungen können nur Anregungen geben, für das Erlernen sind praktische Übungen unter Aufsicht eines erfahrenen Kollegen unerläßlich.

Bei Funktionsstörungen innerer Organe dominieren Veränderungen in Cutis und Subcutis. Funktionstörungen des Achsenorgans (bedeutet definitionsgemäß Achsenskelett mit seinem bindegewebigen und muskulären Spannungssystem) lassen sich palpatorisch im Bereich der Muskulatur erfassen. Akupunkturpunkte entsprechen häufig Triggerpunkten und sind somit die palpatorisch erfaßbaren Maximalpunkte eines Meridians.

Die Meridiane entsprechen in weiten Strecken den kinetischen Ketten. Der muskuläre Hypertonus im Bereich der kinetischen Ketten bzw. der Meridiane beeinflußt jedoch seinerseits wieder den Zustand von Cutis und Subcutis.

Veränderungen des Tonus sind Ausdruck der vegetativen Reizbeantwortung. Durch die Palpation erlernt der Akupunkteur, reflektorische Veränderungen von Cutis, Subcutis und Muskulatur zu ertasten und dem entsprechenden Funktionskreis zuzuordnen. Somit wird die richtige Palpation für die Zuordnung zu Meridiansystemen und Funktionskreisen sowie für die Therapie von größter Bedeutung.

Die Voraussetzung für eine gute Palpation ist die entspannte Lagerung des Patienten. Der Untersucher soll so leicht und zart wie möglich palpieren, um reflektorische Verspannungen im Schmerzgebiet durch die Palpation auszuschließen. Ziel ist eine möglichst genaue Information über den Tonus von Cutis, Subcutis und Muskulatur. Dazu palpiert man zum Vergleich zunächst gesunde Körperareale.

a. **Bindegewebsstrich:** Bei dieser Technik schieben die Fingerkuppen des 2. und/oder 3. Fingers eine kleine Hautfalte im Bereich des Rumpfes von caudal nach cranial, im Bereich der Extremität zirkulär. In reflektorisch veränderten Zonen wird dies nur erschwert oder in manchen Fällen überhaupt nicht möglich sein. Dadurch läßt sich ein erkrankter Meridian oder Funktionskreis eindeutig identifizieren.

b. **Kiblersche Hautfalte:** Diese Technik stellt eine weitere Möglichkeit zur Beurteilung des Quellungszustandes von Cutis und Subcutis dar. Der Untersucher hebt eine Hautfalte ab und rollt diese im Rumpfbereich entlang eines Meridians von caudal nach cranial durch die Finger. In gestörten Arealen ist dies erschwert oder nicht möglich. An den Extremitäten wird symmetrisch links und rechts eine Hautfalte abgehoben und so der Quellungszustand in den entsprechenden Meridiansystemen beurteilt. Mit dieser Methode werden vor allem der Blasenmeridian im Rückenbereich und im Extremitätenbereich der Gallenblasenmeridian untersucht.

c. **Schichtpalpation:** Diese Technik ermöglicht die exakte Tonusbeurteilung der Muskulatur. Unter Druckzunahme wird mit langsam kreisenden Bewegungen der Fingerkuppen in die Tiefe gegangen, wobei der ausgeübte Druck nicht schmerzauslösend sein soll. Während Funktionsstörungen innerer Organe zumeist Verquellungen und Veränderungen im Bereich von Cutis und Subcutis bewirken, lassen Veränderungen der Muskulatur zumeist auf Funktionsstörungen des Achsenorgans schließen.

Alle beschriebenen tastbaren Veränderungen im Meridianverlauf sind der Definition des Funktionskreises entsprechend zumeist Symptome, hinter denen ein Auslöser steht. Dieser Auslöser kann nun eine Störung des zugeordneten Organs sein, eine Irritation im Bereich des Bewegungsapparates oder aber eine äußere oder innere Modalität darstellen. Nach Bergsmann sind reflektorische Krankheitszeichen projektive Symptome von pathologischen Prozessen und/oder Funktionsstörungen in inneren Organen oder auch von Strukturen des Bewegungsapparates.

Da sich kein Reflexgeschehen nur auf das Segment beschränkt, sondern durch die vertikale Vermaschung zahlreiche weitere Segmente beeinflußt, können alle inneren Organe eine Reflektorik in unterschiedliche Regionen zeigen:

1. in die Thorakalsegmente,
2. in die Schultersegmente C 3 und C 4, meist bei Spannungssymptomatik der Muskulatur palpierbar,
3. in den Trigeminusbereich und
4. in die Extremitäten.

Die verschiedenen Möglichkeiten der Reflektorik sollen anhand der einzelnen Funktionskreise näher erläutert werden.

Störungen im Funktionskreis Herz-Dünndarm:

- Reflektorik in die Dermatome Th 3 bis Th 6 (Zustimmungspunkt des Herzens)
- dorsale Spannungsschmerzen im Skapulabereich und interskapulär, entsprechend dem zum Dünndarmmeridian korrespondierenden Blasenmeridian, okzipitale Spannungskopfschmerzen, Schulterschmerzen und Nackenschmerzen
- Tonuserhöhung des Musculus pectoralis, im Extremitätenbereich Tonuserhöhung der Muskulatur an der Innenseite von Ober- und Unterarm, entsprechend dem Verlauf des Herzmeridians

Störungen im Funktionskreis Niere-Blase:

- Hauptschmerz im Bereich der Dermatome Th 9 bis L 3, Schmerzmaximum zwischen L 2 und L 3 (Zustimmungspunkt der Niere)
- cervikaler Schmerz im Bereich von C 3

— Ausstrahlungssymptomatik in die Adduktorengruppe sowie in die Dermatome L 4, L5, S 1 und S 2, dem Meridianverlauf entsprechend

Störungen im Funktionskreis Leber-Galle:

— Hauptschmerzen im Bereich der Dermatome Th 6 bis Th 10

— cervikale Schmerzen im Bereich von C3 und C4. Eine häufige Ausstrahlung in den Trapezius kann zu Fehldiagnosen führen

— Rechtsseitig temporaler Kopfschmerz, dem Gallenblasenmeridian entsprechend

— Im Extremitätenbereich Verspannungen des M. tensor fascie latae sowie der Fascia latae, Verdickungen der Subcutis sowie Tonuserhöhung im Bereich des M. extensor digitorum (entspricht dem Meridianverlauf bzw. der zugeordneten Muskelfunktionskette)

Störungen im Funktionskreis Lunge-Dickdarm:

— Hauptschmerz in den Dermatomen Th 3 bis Th 10

— Spannungsschmerzen in jenen Muskelfunktionsketten, die über die beiden Meridiane beeinflußt werden: M. scaleni, M. trapezius, mediale Anteile des M. deltoideus, M. bizeps bis hin zur radialen Flexorengruppe und Extensorengruppe des Unterarmes

Störungen im Funktionskreis Magen-Milz-Pankreas:

— Hauptschmerz in den Dermatomen Th 4 bis Th 9

— Hypertonus der Muskulatur der Scalenigruppe sowie des M. sternocleidomastoideus, Schmerzen im Bereich der Mamillarlinie

— maximale Verspannungszone ventral im Bereich des M. rectus abdominis sowie im ventralen Anteil des Oberschenkels

— cervikaler Schmerz im Bereich von C3 und C4

— weiteres Schmerzmaximum im Bereich des thoracolumbalen Überganges (Zustimmungspunkt des Magens)

Bei jeder Therapieform besteht die Gefahr, an vordergründigen Patientenklagen oder Beschwerden hängenzubleiben. Die Palpation kann - die Patientenangaben bestätigen oder in Frage stellen - vom Hauptschmerzort zu den Meridianen und auch zu Punkten führen, die besonders wirksam sind und - über den Verlauf eines hypertonen oder auch schmerzhaften Meridians - zum Auslöser der Symptome führen. Somit bedeutet Palpation nicht nur eine allgemeindiagnostische Screeningmethode, sie stellt auch eine wichtige Grundlage jeder Akupunkturtherapie dar.

Praktische Durchführung der Therapie:

1. Reizstärke:

Nach Erstellung eines Therapieprogrammes mit Hilfe von Anamnese, Inspektion und Palpation wird die Zuordnung zu Yin-Yang, Fülle-Leere, Innen-Außen, Kälte-Wärme sowie Kondition und Konstitution getroffen. Zuletzt muß die Frage der Reizstärke überlegt werden.

Bei chronischen Erkrankungen bzw. Leere-Zuständen wählt man Nahpunkte. Die Therapie muß tonisierend sein: Das bedeutet schwache Reizsetzung, ev. Moxa-Therapie, die Behandlungsintervalle sind 5 bis 7 Tage. Akute Erkrankungen bzw. Füllezustände erfordern eher Fernpunkte, kurze Behandlungsintervalle (1 bis 2 Tage) und eine sedierende Therapie, das bedeutet starke Reizung.

Wie schon vorher erwähnt, sind für die Wahl der Reizstärke in erster Linie Konstitution und Kondition ausschlaggebend, die Art der Erkrankung ist untergeordnet. Somit muß ein Patient, der vom Konstitutionstyp ein Yin-Typ ist, an einer chronischen Erkrankung leidet und eine akute (dem Yang zugeordnete) Zweiterkrankung aquiriert, tonisierend therapiert werden.

Durch den Nadelstich bzw. durch die Stimulation kann eine Nadelsensation - als “De Qi” bezeichnet - ausgelöst werden. Diese Nadelsensation kann unterschiedliche Qualitäten haben und reicht von Kribbeln über Wärme- und Schweregefühl bis zum hellen Schmerz. Für die Reizstärke ist nicht unbedingt die Stichtiefe verantwortlich, auch ein oberflächlicher Stich mit entsprechendem “De Qi”-Gefühl kann einen starken Reiz darstellen. Umgekehrt beobachtet man immer wieder, daß ein nur schwaches “De Qi”-Gefühl erst in einer tiefen Muskelschichte erzielt wird und somit ein tiefer Stich einen nur schwachen Reiz, eine Tonisierung, bewirkt.

Man unterscheidet zwischen einem

— **starken Reiz** (Sedierung): Dabei ist das ausgelöste De Qi-Gefühl so stark, daß es der Patient gerade noch toleriert. Diese Reizstärke findet Verwendung bei Yang-Typen (Konstitution), Füllezuständen (Kondition) sowie bei akuten Erkrankungen.

— **schwachen Reiz** (Tonisierung): Das ausgelöste De Qi-Gefühl ist gerade noch spürbar. Diese Reizstärke findet Verwendung bei Yin-Typen (Konstitution), Leerezuständen (Kondition) sowie bei chronischen Erkrankungen.

— **mittelstarken Reiz** (neutraler Reiz): Hier liegt das ausgelöste De Qi-Gefühl in der Intensität zwischen starkem und schwachem Reiz. Diese Reizstärke findet Verwendung bei Patienten, bei denen die Zuordnung zu Yin und Yang nicht eindeutig möglich ist. Auch für den Anfänger ist diese Reizstärke zu empfehlen.

Eine Nadelsensation kann nicht bei allen Punkten des Therapieprogrammes ausgelöst werden, sie soll jedoch bei den Hauptpunkten erzielt werden. Im Gesichtsbereich wird niemals ein "De Qi"-Gefühl ausgelöst.

Auch der Durchmesser der Nadeln ist für die Reizstärke wesentlich: Je größer der Durchmesser, umso stärker der Reiz. Zumeist werden Stahlnadeln mit einem Durchmesser von 0.2 bis 0.3 mm verwendet.

2. Reihenfolge der Punkte:

Zuerst wird ein Punkt mit möglichst starker und breiter Wirkung auf das vorliegende Krankheitsbild genadelt, in vielen Fällen ist das ein Fernpunkt. Danach ist es notwendig, vor jeder weiteren Nadelung zu palpieren, da sich sehr häufig schon durch einen einzigen wichtigen Punkt Änderungen im Palpationsbefund und damit zwangsläufige Änderungen des Therapieprogrammes ergeben können.

Wichtige Punkte und Punkte mit breiter Allgemeinwirkung werden immer **symmetrisch** verwendet, lokale Punkte und Triggerpunkte nur **einseitig**.

Zum Abschluß der Behandlung wird wieder ein stark wirksamer Punkt genadelt. Für den Anfänger sei nochmals in Erinnerung gerufen, daß er einen Kardinalpunkt innerhalb eines Punkteprogrammes verwenden kann, diesen jedoch nicht als ersten oder letzten Punkt stechen soll, da sonst unerwartet starke Reaktionen durch Einschaltung der Wundergefäße auftreten können.

3. Technik der Nadelung:

Großer Wert ist auf eine entspannte Lagerung des Patienten, auf angenehme Raumtemperatur und Ruhe zu legen. Der Patient liegt entweder auf dem Rücken oder auf dem Bauch, in seltenen Fällen kann er auch sitzen. Hier ist aber auf die Kollapsgefahr zu achten: Besonders bei Männern kommt es am Behandlungsbeginn immer wieder zu Blutdruckabfall!

Der Therapeut hält die Nadel am Nadelgriff zwischen Daumen und 2. und/oder 3. Finger, die Nadel selbst darf aus Sterilitätsgründen nicht berührt werden. Leider sieht man immer wieder Bilder und Filme aus China, wo die Finger der zweiten Hand zur Führung die Nadel berühren.

Der Einstich durch die Haut erfolgt entweder senkrecht (über starker Muskulatur) oder tangential mit einer kurzen, raschen Drehung. Um in die gewünschte Schichte zu gelangen, geht man nun mit leichten Drehungen in Richtung des erkrankten Organs oder der Schmerzregion ein. Damit gelingt es oft, eine Nadelsensation im Sinn eines Meridianphänomens auszulösen. Wird jedoch die Reizausbreitung nicht in die gewünschte Richtung verspürt, kann man durch Druck mit einem Finger diese Ausbreitung blockieren und umlenken.

Von der Auffassung, daß ein Stich in Richtung des Meridianverlaufes tonisierende, ein Stich gegen die Richtung sedierende Wirkung hat, ist man heute auch in China weitgehend abgekommen.

Falls keine Nadelsensation erzielt wurde, zieht man die Nadel langsam zurück und geht neuerlich mit leicht geänderter Richtung in die Tiefe, bis die richtige Schichte erreicht ist. Nach einiger Übung spürt der Therapeut genau, wann er diese erreicht hat. Ist ein schwacher Reiz gewünscht, bleibt die Nadel ohne weitere Stimulation ca. 20 Minuten liegen.

Um einen mittleren oder starken Reiz zu setzen, löst man in der entsprechenden Schichte mehrmals ein De Qi-Gefühl aus.

Eine zusätzliche Art der Tonisierung besteht darin, mit einer raschen Drehung (im Uhrzeigersinn) einzugehen und die Nadel immer wieder langsam zurückzuziehen. Zur Sedierung hingegen sticht man langsam in die Tiefe und zieht mit schnellen Drehungen (gegen den Uhrzeigersinn) zurück.

Zum Abschluß einer tonisierenden Behandlung kann man jede Nadel vorsichtig und langsam entfernen und die Stichstelle mit einem Wattebausch mit leichtem Druck massieren ("verschließen").

Am Ende einer sedierenden Behandlung besteht die Möglichkeit, die Nadel nochmals durch Drehen und Bewegen zu stimulieren. Danach wird sie rasch entfernt, ev. blutet die Stichstelle noch etwas nach und wird nicht komprimiert ("öffnen").

Therapieversager:

Die Akupunktur stellt eine ganzheitliche Methode dar. Dies zeigt sich einerseits durch ihren Wirkmechanismus über das Grundsystem und andererseits durch das Denkmodell des Meridiansystems, welches niemals ein Symptom alleine erfaßt, sondern immer den Patienten als Ganzes in das Therapiekonzept einbezieht.

Das Grundsystem kann durch ständigen Energieaufwand, der zur Kompensation einwirkender Belastungen nötig ist, erschöpft werden. Ursachen, die zur Blockierung führen können, sind:

— Langdauernde Therapie mit Kortikoiden, Antibiotika sowie Phenylbutazon, Psychopharmaka, Zytostatikatherapie, Immunsuppressiva etc. Bei Blockierung des Grundsystems durch diese Pharmaka muß zuerst eine Umstimmungstherapie, d.h. eine allgemein regulierende Therapie vorgenommen werden, um das Ansprechen des Organismus auf jedwede Regulationstherapie zu ermöglichen.

— Dysbakterie,

— Sproßpilzmykosen,

— Narben,

— Schwermetallintoxikationen,

— psychischer Streß und

— bakterielle Herde: Störstelle bedeutet eine chronische Entzündung im Grundsystem und ist gekennzeichnet durch Abkoppelung und Selbständigwerden eines Körperbezirkes mit anderer Reaktionslage als die des gesamten Organismus. Durch ständige Ausregulierung oder Abkapselung störender Noxen kommt es zur Reagibilitätsänderung und zur vegetativen Entgleisung. Die manifeste Entzündung ist durch übliches Screeningverfahren erfaßbar und schnell abklärbar.

Das Herdgeschehen als subklinische, oligosymptomatische, chronisch entzündliche Reaktion von geringer Ausdehnung bleibt vielfach lange okkult. Der Verlauf der entstehenden Erkrankung wird bestimmt durch die Intensität und die Spezifität der Noxen und der Qualität der körpereigenen Abwehrleistungen. Auffällig ist, daß der Herd oder das Störfeld indolent sind, hingegen die entstehenden Fernstörungen dolent sind und den Patienten zum Arzt führen. Wird nur die Fernstörung durch den Arzt therapiert, so kommt es zu Therapieversagern, da nur das sekundär autonomisierte Geschehen, nicht jedoch die Wurzel desselben therapiert wurde. Bei entsprechender Labilität im System wird jeder Reiz überwertig beantwortet und gewinnt einen pathogenen Stellenwert. Die Entgleisung der Regulation und das Auftreten von Krankheitszeichen stehen im Zusammenhang mit Bagatellnoxen (Zweitschlag).

Zusammenfassend bewirkt das Störfeld:

— die Erniedrigung der Reizschwelle für ganzheitliche Reaktionen,

— eine zunehmende Einschränkung der Reaktionsintensität, hin bis zu einer Erstarrung der Funktionen,

— die Änderung der Sauerstoffutilisation,

— Veränderung des Gehaltes der ungesättigten Bindungen im Blut und in der Gewebsflüssigkeit,

— lokale Funktionsdifferenzen bis zur Seitendifferenz,

— die Änderung der Zusammensetzung der Immunglobuline und

— Mangelzustände von Spurenelementen.

Die folgenden Körperareale können zu Störstellen bzw. zu Herden werden:

— Zähne und Zahnhalteapparat,

— Tonsillen, Nebenhöhlen,

— Adnexe, Prostata, Gallenblase, Appendix,

— Narben nach gestörtem Wundheilungsverlauf und Narben, die im Meridianverlauf liegen, sowie

— der Darm bei Mykosen bzw. Dysbakterie.

Bei jeder Anamnese muß eine etwaige Beherdung Beachtung finden. Durch die Akupunkturtherapie können Störfelder wie Nebenhöhlen, Narben, Tonsillen etc., wenn eine chirurgische Sanierung nicht nötig erscheint, therapiert und damit eine Umstellung im Grundsystem erreicht werden. Wenn eine chirurgische oder zahnärztliche Sanierung nötig wird, so kann die Nachbehandlung erfolgreich durch Akupunktur unterstützt werden.

Weitere Therapieversager sind zu beobachten bei:

— Nervendurchtrennung,

— nach operativer Sympathikusdurchtrennung,

— Rentenneurotikern,

— larviert depressiven Patienten, wenn nur die Symptomatik und nicht der Patient als Ganzes erfaßt wird,

— nach lokaler Röntgenbestrahlung und darauffolgender lokaler symptomatischer Akupunkturtherapie sowie

— bei Fehldiagnosen mit den daraus folgenden falschen Punkteprogrammen. Ist nach der 5. Sitzung keine Reaktion auf die Therapie zu beobachten, so müssen die Diagnose, das Punktprogramm bzw. alle Möglichkeiten zusätzlicher Störfaktoren nochmals überdacht werden.

Nebenwirkungen und Komplikationen:

Seit 1970, dem Gründungsjahr des Boltzmann Institutes für Akupunktur in Wien, haben wir keine einzige schwerwiegende Nebenwirkung oder Komplikation beobachtet. Trotzdem soll auf mögliche Gefahren hingewiesen werden:

1. Lokale Hämatome. Hingewiesen werden soll, daß antikoagulierte Patienten nur mit Lasertherapie oder oberflächlicher Stichtechnik behandelt werden dürfen.
2. Nadelabbruch.
3. Orthostatischer Kollaps (bei sitzend behandeltem Patienten).
4. Lokal entzündliche Reaktionen.
5. Infektion durch mangelnde Sterilisation.

Kompatibilität der Akupunktur mit anderen Methoden:

Wie bei der Besprechung der Indikationen hingewiesen wurde, kann Akupunktur bei einem Großteil von reversiblen Erkrankungen als Monotherapie eingesetzt werden. In vielen Fällen ist jedoch zur Erzielung besserer Resultate eine Kombination mit anderen Methoden notwendig.

Ergibt die ganzheitliche Betrachtung des Patienten Hinweise auf Mangelerscheinungen eines Vitamins, Spurenelementes oder Enzyms, so muß die fehlende Substanz zusätzlich zur Akupunkturtherapie substituiert werden.

Beim Vorliegen einer Dysbakterie wird Akupunktur mit Symbioselenkung und Diät unterstützt.

Bei sekundär autonomisierten Erkrankungen infolge von Störfeldern ist ein Therapieerfolg durch Akupunktur erst nach Sanierung des Störfeldes zu erzielen. Diese Sanierung gelingt häufig durch Neuraltherapie oder auch chirurgisch.

Große Bedeutung hat die Kombination mit verschiedensten Pharmaka. Einerseits kann in manchen Fällen erst durch Akupunktur ein Medikament zur Wirkung kommen, anderseits können häufig Medikamente eingespart und zuletzt auch abgesetzt werden. Das führt neben einer Kostenersparnis vor allem zur Reduktion möglicher Nebenwirkungen.

Es braucht nicht näher erläutert werden, daß Akupunktur selbstverständlich mit jeder anderen Regulationstherapie kombiniert werden kann, wenn es im Einzelfall indiziert erscheint.

Behandlungsbeispiele:

Anhand von 2 Beispielen soll gezeigt werden, wie man aufgrund der bisher diskutierten Punktindikationen, der besprochenen Regeln sowie der Kenntnis der Funktionskreise ein Therapieprogramm erstellen kann.

Fall 1:

Anamnese: Ein 40-jährige Patient leidet seit zwei Jahren an einer Lumboischialgie links. Schmerzen und Bewegungseinschränkung finden sich beim Beugen und Strecken. Der Schmerz strahlt über die Hinter- und Außenseite des Oberschenkels bis zum Kniegelenk aus. Er gibt eine Verschlechterung seiner Beschwerden durch Kälte und Zugluft, eine Besserung durch Wärme an (äußere Modalität). Er sagt, daß er beruflich und familiär überlastet ist und Angst hat, die an ihn gestellten Anforderungen nicht erfüllen zu können (innere Modalität). Weiters klagt er über diffuse Schweißausbrüche bei geringer körperlicher und geistiger Anstrengung. Der Schlaf ist gut, jedoch nicht erholsam, der Appetit vermindert. Er fühlt sich ständig müde, gering körperlich und geistig belastbar, steht unter großem Leidensdruck und beschreibt seine Beschwerden wortreich. Die subjektive Befindensstörung scheint im Vordergrund zu stehen.

Befunde: Röntgen oB., neurologische, urologische und interne Untersuchung o.B.

Untersuchung, Palpation: Körperbau asthenisch, bei der Körperhaltung zeigen sich hochgezogene Schultern. Zunge blaß, kein Belag. Puls kraftlos und schwach, Blutdruck 105/65. Kibler- und Bindegewebsstrich in Höhe von L 2 bis S 1 positiv. Palpatorisch Hypertonus der Nackenmuskulatur mit Punctum maximum bei 3E 15 (erst jetzt gibt der Patient auf gezielte Befragung an, unter Spannungskopfschmerzen zu leiden)

Klinische Diagnose: chron. Lumboischialgie li

Betroffene Meridiane: Gallenblase und Blase

Konstitution und Kondition: Leeretyp

Krankheit: Yin-Erkrankung

Punktpalpation: Myogelosen über dem ISG links, Hypertonus der paravertebralen Muskulatur (Blasenmeridian), G 30, G 34 und B 60 links druckschmerzhaft

Therapie: Zunächst sollen nach den bekannten Indikationen der einzelnen Punkte möglichst viele für diesen Patienten wirksame Punkte aufgezählt werden, dann stark wirksame Punkte herausgestellt und schließlich ein Punktprogramm erarbeitet und die ausgewählten Punkte diskutiert werden.

Wirksame Punkte:

Schmerzbezogen: LG 4 und 13, 3E 15, B 10, 11, 23, 31, 25 und 27, G 20, 30, 34, 37 und 40, B 54, 60 und 62

Psychisch wirksam: B 10, G 20, KG 15, LG 20, M 36, MP 6, H 3, 5 und 7, KG 6, Le 2 und 3, G 34

Stark wirksame Punkte:

LG 13, LG 4, 3E 15, B 23, B 31, G 30, G 34, B 60, Le 3

Punktprogramm I: Aus den oben angeführten Punkten wird entsprechend ihren Wirkungen und ihrem Stellenwert ein Programm ausgearbeitet:

B 23: Beginn der Störung der Kiblerschen Hautfalte, chronisches Geschehen mit Verschlechterung durch Kälte und Angst

B 60: druckdolent, indiziert bei Schmerzen im gesamten Blasenmeridianverlauf, somit wird auch die cervikale Verspannung mitbehandelt

G 30 li: Locus dolendi

G 34: Schmerz im Gallenblasenmeridian, Meisterpunkt der Muskulatur und psychisch roborierend

Le 3: Sowohl psychisch als auch somatisch spasmolytisch wirksam. Quellpunkt des Lebermeridians, Bezug zum Gallenblasenmeridian (gekoppelter Meridian)

Punktprogramm II: Die Programmerstellung erfolgt über die irritierten Funktionskreise Niere-Blase und Leber-Gallenblase:

B 23: Wirkung auf die paravertebrale Muskulatur. Zustimmungspunkt der Niere, damit Einfluß auf den gestörten Funktionskreis Niere-Blase, gegeben bei Chronizität, Schwächegefühl lumbal, Wirkung bei Vorliegen der Modalitäten Verschlechterung durch Kälte und Ängstlichkeit

B 60: Der Schmerzausstrahlung entsprechend, erfaßt die gesamte paravertebrale Muskulatur

G 34: Entspricht dem Schmerz im Meridianverlauf bis zur Kniekehle reichend, Einfluß auf die Irritation im Funktionskreis Leber-Galle (z.B. auf die Zugempfindlichkeit)

MP 6: Kreuzungszone zwischen Leber-, Nieren- und Milz-Pankreas-Meridian, breite Allgemeinwirkung, Einfluß auf Irritationen in diesen drei Meridianen und auf die gestörten Funktionskreise Niere-Blase sowie Leber-Gallenblase

Sowohl das symptomatisch als auch das nach den Funktionskreisen gewählte Programm sind weitgehend ident. Der erfahrene Akupunkteur wird somit beide Gesichtspunkte in seine Programmerstellung einbeziehen.

Reiztechnik: tonisierende Therapie, d.h. schwache Reizung, ev. Moxa-Therapie des Punktes B 23

Fall 2:

Anamnese: Eine 27-jährige Frau leidet seit 3 Jahren an rezidivierenden Oberbauchbeschwerden mit Übelkeit und morgendlichem Brechreiz. Die Schmerzen bessern sich bei Wärmeanwendung und leichtem Druck und sind nahrungsunabhängig. Sie ißt unregelmäßig und hastig, bevorzugt pikante und süße Speisen, Inappetenz wechselt mit Hunger, das Gewicht schwankt. Sie schläft schlecht, da sie ihre Probleme in Träumen verarbeitet. Dadurch erwacht sie morgens zerschlagen und müde und klagt über geschwollene Finger- und Fußgelenke sowie über Übelkeit. Es bestehen morgendliche Diarrhoen und Neigung zu Meteorismen. Kälte und Feuchtigkeit verstärken die Beschwerden (äußere Modalität). Sie neigt zum Grübeln, ängstlicher Verstimmung und Sorge (innere Modalität). Weiters besteht subjektiv Atemnot beim Stiegensteigen und Bergaufgehen. Sie schwitzt vermehrt und ohne Anstrengung. Menstruation: Dysmenorrhoe, Dauer zwei bis drei Tage, geringe Blutung.

Befunde: Gastroskopie: geringe Schleimhautirritation in Magen und Duodenum, jedoch kein Ulcus. Unauffälliger interner Befund

Untersuchung, Palpation: Blasse Patientin, die Extremitäten kühl, geringgradige Varizen. Blutdruck 90/65, Puls schwach, 96/min. Zunge blaß, dünner Belag. Das Abdomen weich und eingesunken, diffuser Druckschmerz im Epigastrium. Fehlatmung bei Zwerchfellhochstand. Kibler- und Bindegewebsstrich bei B 21 positiv

Klinische Diagnose: Rezidivierende Gastroduodenitis

Betroffene Funktionskreise: Magen-Milz-Pankreas, Niere-Blase
Konstitution und Kondition: Leeretyp
Krankheit: Yin-Erkrankung
Punktpalpation: subkutane Verquellung bei KG 12 und KG 13. MP 6 und M 36 druckdolent

Therapie:

Wirksame Punkte:

Regional und überregional wirksam: KG 12, 13 und 15, LG 20, M 21, 23 und 25, N 21, B 18, 19, 20 und 21, Le 13

Allgemein wirksam: M 36, 42, 44 und 45, MP 4, 5 und 6, KS 6 und KG 6

Psychisch wirksam: B 10, G 20, KG 6 und 15, LG 20, M 36, Le 3, H 3, 5 und 7, MP 6

Übelkeit: KG 12, KS 6
Diarrhoe: MP 9, 4 und 6
Meteorismus: M 25, B 25, 17
Schleimhautwirkung: Di 4, 10 und 11, Dü 3 und 8

Schlaf: B 62, N 6
Kreislauf: KS 6, M 36, MP 6

Stark wirksame Punkte:

KG 12, 13 und 15, LG 20, Le 13, B 21, M 36, MP 6, KS 6, KG 6 und Di 4

Punktprogramm I: Programmerstellung über symptomatische Punkte (wie bei Fall 1):

KG 12: segmentreflektorische Wirkung, Alarmpunkt des Magen-Meridians, bei subakuten und chronischen Erkrankungen des zugeordneten inneren Organs gegeben

B 21: nach der Hinten-Vorne-Regel, Zustimmungspunkt des Magens, segmentreflektorische Wirkung auf das zugeordnete Enterotom

KS 6: Oberbauchbeschwerden, Übelkeit, Brechreiz, Kreislaufwirkung, psychisch harmonisierende Wirkung

M 36: psychisch ausgleichende Wirkung, Blutdruckwirkung, als HO-Punkt direkte Wirkung auf den Magen, Wirkung auf die Säuresekretion

MP 6: Kreislaufwirkung, psychisch ausgleichend sowie Beeinflussung von gastrointestinalen Störungen

Punktprogramm II: Programmerstellung über die irritierten Funktionskreise Magen-Milz-Pankreas und Niere-Blase:

KG 12: Alarmpunkt des Magens

B 21: Zustimmungspunkt des Magens, direkte Beeinflussung über Zustimmungs- und Alarmpunkt bei Störungen im zugeordneten Funktionskreis

M 36: Ho-Punkt des Magens mit Wirkung auf das zugeordnete Hohlorgan

MP 6: Kreuzungspunkt Leber-Niere-Milz-Pankreas, Beeinflussung der gestörten Teilaspekte der Funktionskreise Magen-Milz-Pankreas, Niere-Blase und Leber-Galle: Kälteempfindlichkeit, subjektive Empfindung der Schwellung, Meteorismen, Dysmenorrhoe usw.

KS 6: Symptomatischer Punkt bei Brechreiz und Erbrechen, Oberbauchbeschwerden wie Übelkeit usw.

Reiztechnik: Tonisierende Therapie, d.h. schwache Reizung, ev. Moxatherapie

Mit diesen beiden Behandlungsbeispielen wollen wir dieses Buch abschließen. Wir sehen darin eine Art Zusammenfassung des Akupunkturwissens, das wir mit dem Ziel vermitteln wollten, jeden Patienten ganzheitlich zu betrachten und ein jeweils individuelles Therapiekonzept zu erstellen.

Nachwort

Wenn Sie dieses Buch bis zum Schluß durchgelesen oder durchgeblättert haben, dann wird Ihnen vielleicht ein Kapitel über Punktprogramme abgehen. Wir haben bewußt darauf verzichtet, denn wir wollten keine "Kochrezepte" anbieten, sondern das Verständnis wecken, selbst für jeden einzelnen Patienten ein individuelles Behandlungsprogramm zu erstellen. In einem zweiten Band planen wir, auf die Problematik der Programmerstellung und der Verknüpfung mit schulmedizinischer und medikamentöser Therapie näher einzugehen.

Das Erlernen der Akupunktur ist ein langwieriger Prozeß: Ein Buch kann nur unterstützen, jedoch nie alle Fragen beantworten. Es schafft die Grundlage der theoretischen Ausbildung, erst dann ist eine praktische Ausbildung möglich und sinnvoll. Gerade eines der letzten Kapitel über Palpation soll den Übergang von der Theorie zur Praxis erleichtern, es soll die Angst nehmen, den Patienten zu untersuchen, anzufassen und letztlich ganzheitlich zu erfassen.

Wenn es uns gelungen ist, einen kleinen Teil zur ganzheitsmedizinischen Erfassung des Patienten beigetragen zu haben, dann ist ein wichtiges Anliegen dieses Buches in Erfüllung gegangen.

Die Autoren

Literaturverzeichnis

An Outline of Chinese Acupuncture. Foreign Languages Press, Peking 1975.

BACHMANN, G.: Die Akupunktur, eine Ordnungstherapie. K. F. Haug Verlag, Ulm/Donau 1959.

BECKE, H.: Akupunktur und Neuraltherapie in der klinischen Praxis. Dtsch. Z. f. Akupunktur 28, 1, 15 (1985).

BERGSMANN, O.: Objektivierung der Akupunktur als Problem der Regulationsphysiologie. K. F. Haug Verlag, Heidelberg 1974.

BERGSMANN, O.: Bioelektrische Funktionsdiagnostik. K. F. Haug Verlag, Heidelberg 1979.

BERGSMANN, O.: Über muskuläre Resonanz- und Dämpfungsphänomene bei Akupunktur und Lasertherapie. Dtsch. Z. f. Akupunktur 28, 3, 59 (1985).

BERGSMANN, O. und BERGSMANN, R.: Einfache Neuraltherapie für die tägliche Praxis. Facultas Universitätsverlag, Wien 1987.

BERGSMANN, O. und BERGSMANN, R.: Projektionssymptome. Facultas Universitätsverlag, Wien 1988.

BERGSMANN, O. und EDER, M.: Thorakale Funktionsstörungen. K. F. Haug Verlag, Heidelberg 1977.

BERGSMANN, O. und EDER, M.: Funktionelle Pathologie und Klinik der Brustwirbelsäule. G. Fischer Verlag, Stuttgart (1982).

BERGSMANN, O. und MENG, A.: Akupunktur und Bewegungsapparat - Versuch einer Synthese. K. F. Haug Verlag, Heidelberg 1982.

BIRKMAYER, W., DANIELCZYK, W. und RIEDERER, P.: Biogene Transmitter und Akupunktur. K. F. Haug Verlag, Heidelberg (1976).

BISCHKO, J.: Einführung in die Akupunktur. K. F. Haug Verlag, Heidelberg 1970.

BISCHKO, J.: Akupunktur für Fortgeschrittene. K. F. Haug Verlag, Heidelberg 1973.

BISCHKO, J.: Sonderformen der Akupunktur. K. F. Haug Verlag, Heidelberg 1981.

BISCHKO, J., KITZINGER, E. und NISSEL, H.: Akupunktur für weit Fortgeschrittene. K. F. Haug Verlag, Heidelberg 1985.

BISCHKO, J. und NISSEL, H.: Akupunktur und Schmerztherapie. In: Internistische Pharmakotherapie, Herausg. H. Feiereis und H.-J. Kabelitz. Hans Marseille Verlag, München (1985).

BUCEK, R.: Praktische Erfahrung mit Akupunkturtherapie im HNO-Bereich. Dtsch. Z. f. Akupunktur 21, 6, 143 (1978).

DOSCH, P.: Lehrbuch der Neuraltherapie nach Huneke. K. F. Haug Verlag, Heidelberg (1964).

DRISCHEL, H.: Einführung in die Biokybernetik. Akademie Verlag Berlin 1973.

EDER, M. und TILSCHER, H.: Schmerzsyndrome der Wirbelsäule. Hippokrates Verlag, Stuttgart (1985).

ERIKSSON, M. und SJÖLUND, B.: Transkutane Nervenstimulierung zur Schmerzlinderung. Verlag für Medizin Dr. Ewald Fischer, Heidelberg 1986.

FERLINZ, R.: Lungen- und Bronchialerkrankungen. G. Thieme Verlag, Stuttgart 1974.

GLEDITSCH, J.: Mundakupunktur. WBV Biologisch-Medizinische Verlagsgesellschaft, Schorndorf (1979).

GLEDITSCH, J.: Reflexzonen und Somatotopien. WBV Biologisch-Medizinische Verlagsgesellschaft, Schorndorf (1988).

HEAD, H.: Die Sensibilitätsstörungen der Haut bei Visceralerkrankungen. Hirschwald Verlag, Berlin 1958.

HEGGLIN, R.: Differentialdiagnose innerer Erkrankungen. G. Thieme Verlag, Stuttgart (1975).

HEINE, H.: Zur Morphologie der Akupunkturpunkte. Dtsch. Z. f. Akupunktur 30, 4, 75 (1987).

HEINE, H.: Anatomische Struktur der Akupunkturpunkte. Dtsch. Z. f. Akupunktur 31, 2, 26 (1988).

HORNBOSTEL, H., KAUFMANN, W. und SIEGENTHALER, W.: Innere Medizin in Praxis und Klinik. Band 1. G. Thieme Verlag Stuttgart (1984).

JELLINGER, K.: Neuere biochemische Aspekte über Schmerzvermittlung und Akupunktur-Analgesie. Dtsch. Z. f. Akupunktur 27, 4, 77 (1984).

KIEBLER, M.: Das Störfeld bei Gelenkerkrankungen und inneren Krankheiten. Hippokrates Verlag, Stuttgart 1958.

KELLNER, G.: Bau und Funktion der Haut. Dtsch. Z. f. Akupunktur 15, 1, 1 (1966).

KELLNER, G.: Über ein vaskularisiertes Nervenendkörperchen vom Typ der Krauseschen Endorgane. Zschr. f. mikrosk.-anat. Forschung 75, 1, 130 (1966).

KELLNER, G.: Probleme der Wundsetzung und der beeinflußten Wundheilung. Österr. Z. f. Stomatologie 66, 4, 122 (1969).

KELLNER, G. und KLINKHART, E.: Zur Differenzierung der Serumjodometrie nach Pischinger. Österr. Z. f. Erforschung z. Bekämpfung der Krebskrankheit 25, 2, 81 (1970).

KITZINGER, E.: Akupunktur in der Orthopädie. K. F. Haug Verlag, Heidelberg 1982.

KÖNIG, G. und WANCURA, I.: Praxis und Theorie der Neuen Chinesischen Akupunktur. Band 1. W. Maudrich Verlag, Wien (1979).

KÖNIG, G. und WANCURA, I.: Praxis und Theorie der Neuen Chinesischen Akupunktur. Band 2. W. Maudrich Verlag, Wien (1979).

KROPEJ, H.: Die Rolle der Ohrakupunktur bei der Behandlung von Gelenkserkrankungen. Erfahrungsheilkunde 28, 3, 177 (1979).

KROPEJ, H.: Systematik der Ohrakupunktur. K. F. Haug Verlag, Heidelberg 1976.

KRÖTLINGER, M.: Akupunktur in der Allgemeinpraxis. K. F. Haug Verlag, Heidelberg 1976.

KRÖTLINGER, M.: Zum Einsatz des Lasers in der Akupunktur. Dtsch. Z. f. Akupunktur 20, 4, 98 (1977).

KRÖTLINGER, M.: Neuere Meßergebnisse zum Vorhandensein der Meridiane. Dtsch. Z. f. Akupunktur 21, 3, 75 (1978).

KUBIENA, G.: Akupunktur bei Migräne - Eine Dreijahresstudie mit den Migränepatient(inn)en der Ambulanz des Ludwig-Boltzmann-Institutes für Akupunktur in Wien 1976 - 1978. Dtsch. Z. f. Akupunktur 28, 1, 4 (1985).

KUBIENA, G.: Akupunktur und peripherer Schmerz. Dtsch. Z. f. Akupunktur 28, 5, 104 (1985).

KUBIENA, G.: Erkenntnisse aus einer Dreijahresstatistik des Ludwig-Boltzmann-Institutes für Akupunktur in Wien. Dtsch. Z. f. Akupunktur 29, 5, 113 (1986).

KUBIENA, G.: Akupunktur bei allergischen und dermatologischen Krankheiten. K. F. Haug Verlag (1987).

LEHMANN, V.: Indikationen der Akupunktur und Elektropunktur im Bereich der Inneren Medizin. Dtsch. Z. f. Akupunktur 31, 4, 87 (1988).

LOSSE, H. und WETZELS, E.: Rationelle Diagnostik in der inneren Medizin. G. Thieme Verlag, Stuttgart (1976).

MACKENZIE, J.: Krankheitszeichen und ihre Auslegung. Kabitzsch Verlag, Würzburg 1917.

MARESCH, O.: Das elektrische Verhalten der Haut. Dtsch. Z. f. Akupunktur 15, 2, 33 (1966).

MELZACK, R.: Das Rätsel des Schmerzes. Hippokrates Verlag, Stuttgart (1978).

MENG, A.C.L.: Akupunktur im Orient. Dtsch. Z. f. Akupunktur 20, 5 (1977).

MENG, A.C.L.: Die Akupunkturbehandlung von Erkrankungen des Verdauungstraktes. Erfahrungsheilkunde 28, 13 (1979).

MENG, A.C.L., ZEITLER, H.: Die chinesischen Atem- und Konzentrationsübungen. K. F. Haug Verlag, Heidelberg 1980.

MENG, A.C.L.: Die traditionelle chinesische Massage. K. F. Haug Verlag, Heidelberg 1981.

MONAJENKOW, A., ALEXEEW, W., RSHANIZYNA, N., FISSENKO, L. und PAL'ZEWA, I.: Zentrale und periphere Akupunkturwirkung auf die Hämodynamik bei Hypertoniepatienten. Dtsch. Z. f. Akupunktur 30, 12 (1987).

NISSEL, H.: Die Wiener Schule der Akupunktur - ihre Verbindung mit der Schulmedizin. Dtsch. Z. f. Akupunktur 30, 125 - 127 (1987).

NISSEL, H. und SCHINER, E.: Akupunkturtherapie bei Kreislauffunktionsstörungen. Dtsch. Z. f. Akupunktur 32, 18 - 21 (1989).

NISSEL, H.: Schmerzen im Brustraum - Stellenwert der Akupunktur. Dtsch. Z. f. Akupunktur 32, (1989).

NISSEL, H. und SCHINER, E.: Akupunktur bei Herz- und Kreislauferkrankungen. Ganzheitsmedizin 2, 25 - 32 (1989).

OVERZIER, C.: Systematik der Inneren Medizin. G. Thieme Verlag, Stuttgart 1966.

PAUSER, G.: Die Akupunktur-Analgesie. Dtsch. Z. f. Akupunktur 20, 2, 31 (1977).

PAUSER, G.: Neurophysiologie und Neurobiochemie als Grundlage der Akupunkturanalgesie. Dtsch. Z. f. Akupunktur 22, 5, 107 (1979).

PERGER, F.: Akupunktur und Herdforschung. Dtsch. Z. f. Akupunktur 26, 1, 8 (1983).

PETRICEK, E. und ZEITLER, H.: Neue systematische Ordnung der Neu-Punkte. K. F. Haug Verlag, Heidelberg 1976.

PISCHINGER, A.: Theoretische Grundlagen der Herderkrankung. Therapiewoche 15, 1261 (1956).

PISCHINGER, A.: Zur Grundlegung unspezifischer Behandlungsweisen. Physik. Med. und Rehab. 9, 1 (1968).

PISCHINGER, A.: Das System der Grundregulation. K. F. Haug Verlag, Heidelberg 1975.

PISCHINGER, A.: Das System der Grundregulation. Neu bearbeitet von Heine, H., Bergsmann, O. und Perger, F. K. F. Haug Verlag, Heidelberg 1988.

PISCHINGER, A.: Akupunktur und Grundregulation. Dtsch. Z. f. Akupunktur 23, 4, 96 (1980).

POPP, F.-A.: Akupunktur und Grundlagenforschung: Die ultraschwache Photonenemission aus biologischen Systemen. Dtsch. Z. f. Akupunktur 21, 2, 40 (1978).

POPP, F.-A.: Neue Horizonte in der Medizin. K. F. Haug Verlag, Heidelberg 1987.

PORKERT, M.: Lehrbuch der chinesischen Diagnostik. Acta Medicinae Sinensis, Zürich 1983.

PREUSSER, W.: Regulationstherapie. K. F. Haug Verlag, Heidelberg 1987.

REINDELL, H. und ROSKAMM, H.: Herzkrankheiten. Springer Verlag, Berlin 1977.

REITERER, W. und NISSEL, H.: Abnorme Blutdruckregulation unter statischer Belastung. Acta Med. Austriaca 1, 131 (1974).

REITERER, W., HRABCIK, H. und NISSEL, H.: Leistungsphysiologische Untersuchungen bei Herderkrankungen - Ergospirometrie vor und nach Tonsillektomie. Wien. Klin. Wschr. 89, 828 (1977).

RIEDERER, P., TENK, H., WERNER, H., BISCHKO, J., RETT, A. and KRISPER, H.: Manipulation of Neurotransmitters by Acupuncture. Journal of Neural Transmission 37, 81 (1975).

SCHETTLER, G.: Alterskrankheiten. G. Thieme Verlag, Stuttgart 1966.

SCHINER, E. und NISSEL, H.: Akupunktur - eine Regulationstherapie. Erfahrungsheilkunde 6, 379 - 394 (1989).

SCHINER, E. und NISSEL, H.: Akupunkturtherapie bei Erkrankungen des Respirationstraktes. Ganzheitsmedizin 2, (1989).

SCHMIDT, H.: Akupunkturtherapie nach der chinesischen Typenlehre. Hippokrates Verlag, Stuttgart 1978.

SCHNORRENBERGER, C.: Lehrbuch der chinesischen Medizin für westliche Ärzte. Hippokrates Verlag, Stuttgart 1985.

SELYE, H.: Einführung in die Lehre vom Adaptionssyndrom. G. Thieme Verlag, Stuttgart 1953.

SIEGENTHALER, O.: Klinische Pathophysiologie. G. Thieme Verlag, Stuttgart 1972.

TILSCHER, H. und EDER, M.: Lehrbuch der Reflextherapie. Hippokrates Verlag, Stuttgart (1986).

TRAUSCHKE, W.: Akupunktur-Analgesie. K. F. Haug Verlag, Heidelberg 1982.

UNSCHULD, P. U.: Medizin in China. Verlag C. H. Beck, München 1980.

ZEITLER, H.: Einführung in die Schädelakupunktur. K. F. Haug Verlag, Heidelberg 1977.

ZEITLER, H.: Akupunkturtherapie mit Kardinalpunkten. K. F. Haug Verlag, Heidelberg 1981.